W0218456

détox corps et esprit

UN PROGRAMME POUR RETROUVER LE BIEN-ÊTRE PHYSIQUE, MENTAL ET SPIRITUEL EN **28 JOURS**

Tara Stiles

Traduit de l'anglais (États-Unis) par Yannick Brolles

Talent Éditions

Ce livre contient des conseils et des informations relatives à la santé. Il doit être utilisé en complément mais ne doit en aucun cas remplacer les conseils de votre médecin ou d'un autre professionnel de santé. Si vous avez, ou pensez avoir, un problème de santé, vous devez consulter votre médecin avant de suivre un traitement médical. Tous les efforts ont été faits pour vérifier l'exactitude des informations contenues dans ce livre à la date de sa publication. L'éditeur et l'auteur déclinent toute responsabilité pour tout problème de santé qui pourrait survenir suite à l'utilisation des méthodes suggérées dans ce livre.

Pour toutes celles et tous ceux qui ont des emplois du temps surchargés et qui veulent mener à bien tous leurs projets sans sacrifier leur bien-être.

J'espère que ce livre vous y aidera.

sommaire

introduction :

sagesse ancestrale mise au goût du jour

Impossible d'avoir un corps sain sans un esprit sain…
Le bien-être passe par le bonheur de l'esprit.
— Sa Sainteté le 14e Dalaï-Lama

Sur bien des plans, vous pourriez croire que nous vivons en plein âge d'or du bien-être. Pendant mon enfance et mon adolescence, dans les années quatre-vingt et quatre-vingt-dix, on nous parlait beaucoup de l'importance d'avoir une bonne alimentation et de faire du sport, mais il manquait une grosse pièce du puzzle : le bien-être ainsi que la connexion entre le corps et l'esprit avaient très rarement voix au chapitre. Ce pan de l'équation du bien-être était, le plus souvent, omis. On faisait peu de cas de la santé mentale sauf en cas de problème grave.

Aujourd'hui les choses ont bien changé. Il est désormais admis, dans nos sociétés occidentales, que l'esprit et le corps sont liés. Nous discutons ouvertement de notre santé mentale et beaucoup d'entre nous s'adonnent à la méditation et au yoga, deux pratiques millénaires qui mettent en avant la connexion entre le corps et l'esprit. Nous vivons à une époque où le bien-être a le vent en poupe. Nous avons, certes, compris la théorie mais nous sommes complètement à côté de la plaque question pratique, en ce sens que nous ignorons comment mener une vie qui favorise l'équilibre mental et physique. Nous succombons à la pression de paraître « bien » à la face du monde en narrant nos vies par le menu sur les réseaux sociaux, ou plutôt en partageant une version enjolivée de la réalité pour recevoir l'approbation de nos pairs. Nous avons rejoint la secte des « Je suis débordé ». Nous mettons en avant notre stress et nous glorifions notre manque de sommeil comme s'il s'agissait d'une médaille du mérite. Nous utilisons sans cesse des expressions dans l'air du temps, comme « prendre soin de soi », et pourtant nous ne comprenons pas le véritable sens du terme « bien-être ». La plupart d'entre nous ne se soucie vraiment de son esprit et de son corps que lors de la traversée d'une crise : lorsque nous sommes malades ou apathiques, submergés par le stress, dévorés par l'anxiété ; lorsque nous tombons en dépression ou lorsque nous nageons en plein brouillard cérébral. Pour nous soulager, nous nous jetons sur le nouveau régime alimentaire à la mode, nous nous inscrivons à ce nouveau cours à la salle de sport ou nous prenons quelques séances avec un coach en espérant que cela nous permettra de nous sentir mieux. Et c'est peut-être le cas, pendant un temps, mais cette sensation s'estompe rapidement.

AU MOMENT OÙ J'APPORTE LES TOUTES DERNIÈRES TOUCHES à ce livre, le monde est frappé de plein fouet par la pandémie du coronavirus et la grande majorité d'entre nous est confinée et contrainte de rester à la maison et de pratiquer la distanciation sociale. Impossible de s'adonner à des activités de groupe comme dîner avec des amis ou participer à un cours de sport collectif pour éviter que le virus se propage. Cette période de confinement m'a permis de comprendre à quel point j'avais la chance de pouvoir bénéficier du privilège de rester à la maison, que mes amis et ma famille soient en bonne santé et de pouvoir prendre régulièrement de leurs nouvelles par téléphone. Ceux d'entre nous qui restent à la maison ont la meilleure part du gâteau pendant que les professionnels de santé et tous les autres travailleurs essentiels sont, eux, sur la brèche et s'exposent afin de nous permettre de rester à l'abri. Nous devons comprendre que cette crise sanitaire nous offre une occasion unique et rare de comprendre qu'il est temps de réduire sérieusement la voilure. Si nous la manquons, nous aurons gaspillé une immense chance d'opérer une transformation durable.

C'est le moment idéal pour faire le point sur votre vie, pour redéfinir vos priorités et vos aspirations. C'est le moment idéal pour réfléchir à ce que vous feriez si vous pouviez faire absolument tout ce que vous vouliez. C'est le moment idéal pour vous réinventer si vous avez l'impression d'être dans une impasse. C'est le moment idéal pour simplifier votre vie si vous avez l'impression d'être débordé. C'est le moment idéal de retrouver une tranquillité d'esprit si vous êtes anxieux. C'est le moment idéal pour une introspection, pour redresser la barre et diriger votre énergie vers ce que vous voulez vraiment faire.

Au plus profond de nous, nous voulons être libérés du cycle toxique du stress, de l'anxiété et de l'insécurité. Nous refusons d'admettre que nous avons besoin de nous ressourcer, de retrouver notre santé mentale, physique et spirituelle et de renouer avec les autres. Nous voulons vivre mieux mais nous ne savons pas où commencer. Sans compter que nous avons pris la fâcheuse habitude de sous-traiter notre bien-être. Au lieu de faire comme les autres et d'essayer le nouveau remède miracle qui promet de nous aider à nous sentir mieux, nous avons besoin de prendre du recul. De faire une pause. Et de remettre les compteurs à zéro en appuyant sur le bouton « reset ».

Les pratiques ancestrales mises en avant par la « culture du bien-être » auxquelles beaucoup d'entre nous souscrivent désormais ont pu se développer dans un contexte bien différent, à une époque où les gens n'essayaient pas de faire autant de choses dans une journée. L'ayurvéda, le yoga, la méditation et les arts guérisseurs doivent leur essor à des praticiens autodidactes qui, avançant par tâtonnements dans leurs études, aspiraient à mieux se connaître et acquérir un savoir qu'ils pourraient partager avec leurs communautés. Ces anciennes sociétés ont mis en place des techniques de soin préventives qui privilégiaient la recherche quotidienne du bien-être au lieu d'attendre l'apparition d'une maladie pour intervenir. Le shiatsu, par exemple, une pratique thérapeutique japonaise qui repose sur certains concepts de la médecine traditionnelle chinoise (MTC), se pratiquait, à l'origine, au sein du foyer entre les membres de la famille, où chacun prenait soin des autres. Pouvez-vous imaginez des familles faire la même chose aujourd'hui ?

Nous ne devons jamais oublier que ces pratiques puisent leur pouvoir thérapeutique en nous. Les solutions ne viennent pas de l'extérieur. Le yoga prodigue des bienfaits parce qu'il permet à votre corps d'être en harmonie avec votre esprit grâce au mouvement. La méditation, par son pouvoir apaisant, vous permet d'être plus à l'écoute de votre corps et de votre esprit. L'ayurvéda vous permet de renouer avec la nature et de suivre le rythme des saisons grâce aux aliments que vous préparez et mangez. Bien sûr, nous pouvons toujours acheter des produits qui nous rappellent, nous permettent et nous incitent à procéder à des changements bénéfiques mais nous n'en avons absolument pas besoin. La solution est simple et elle ne dépend que de nous. Elle commence par une prise décision et une volonté de changer.

Il est important de garder à l'esprit que ces pratiques ancestrales ne nous délivreront leurs bienfaits seulement si nous sommes capables de les modifier pour les adapter à nos vies modernes et à nos besoins. Le défi, pour la plupart d'entre nous, consiste à passer de la théorie à la pratique et à décider de prendre des mesures pour faire certains changements dans nos vies, et ce parce que nous désirons nous sentir mieux. Il nous faudra ensuite tout mettre en œuvre pour que ces pratiques soient efficaces pour nous, jour après jour.

C'est là que ce livre entre en scène. *Détox corps et esprit* est un voyage de 28 jours tout au long duquel je vous montrerai comment utiliser ces pratiques ancestrales, et quelques autres plus récentes, pour rétablir la connexion entre votre corps et votre esprit. C'est un programme de détox pour votre corps et votre esprit que j'ai conçu pour vous permettre de retrouver des habitudes de vie plus saines et plus équilibrées. Je vous montrerai comment intégrer le bien-être dans tous les aspects de votre vie et comment vous fixer des objectifs de vie sains qui, je l'espère, auront des effets positifs sur votre santé et votre vie.

Ce voyage de 28 jours comprendra quatre étapes. Chacune dure une semaine et se focalise sur un aspect de votre vie. Au cours de chacune de ces étapes, je vous montrerai comment appuyer sur le bouton « reset » pour changer vos habitudes sur tel ou tel plan. La semaine 1 sera consacrée à la détox mentale parce que c'est dans le cerveau que tout commence. Pendant cette première semaine, nous redéfinirons vos habitudes pour éviter que votre vie professionnelle empiète sur votre vie privée et vous permettre ainsi d'adopter un rythme de vie moins stressant mais aussi de renouer le contact avec vous et avec les autres. La semaine 2 sera consacrée à votre détox spirituelle. Au cours de cette semaine, je vous montrerai comment renouer avec votre spiritualité grâce à la pratique quotidienne de la méditation et comment reprendre le contrôle total de votre vie. Pendant la semaine 3, nous modifierons vos habitudes alimentaires. Nous prendrons la direction de la cuisine pour apprendre à nourrir et à aimer nos corps en adoptant les enseignements de l'ayurvéda et d'autres préceptes qui ont fait leurs preuves. Pendant la semaine 4, nous changerons votre façon de bouger en adoptant une nouvelle définition du sport et nous modifierons la façon dont vous percevez votre corps et la relation que vous entretenez avec lui. Tout au long de ce voyage, je vous proposerai des séances et des exercices à effectuer. Je les ai conçus en m'appuyant sur les recettes qui ont fonctionné pour moi et mes élèves. N'oubliez pas d'avoir toujours un cahier à portée de la main pendant que vous lisez ce livre : il vous servira de journal dans lequel vous noterez vos différents objectifs au début de chaque semaine mais aussi les idées et les pensées qui vous viendront à l'esprit.

Détox corps et esprit est un guide dans lequel vous apprendrez à adopter des habitudes plus saines. Il vous guidera vers la vie que vous voulez mener et les sensations que vous voulez ressentir. Au moment de vous embarquer pour ce voyage, n'oubliez jamais que toutes ces pratiques ancestrales – la méditation, l'ayurvéda et le yoga – font déjà partie de votre être et n'attendent qu'un signe de votre part pour vous prodiguer leurs bienfaits. N'espérez pas trouver le bien-être véritable en achetant le bon produit ou le bon équipement, ni en atteignant tel ou tel objectif chiffré comme un nombre sur votre pèse-personne ou un nombre de séances par semaine. Vous le trouverez en arrêtant de vous voiler la face, en décidant de changer et de vous débarrasser des habitudes destructrices qui vous desservent. Ce n'est qu'ainsi que je pourrai vous guider vers une vie dans laquelle l'esprit et le corps coexistent en harmonie.

Chaque fois que j'ai une mauvaise journée, j'essaie de dégager quelques minutes pour prendre une deuxième douche – pas parce que mon corps a besoin d'être nettoyé mais parce que cette douche fait, pour moi, office de « reset » symbolique. Il m'arrive parfois de la prendre au milieu de l'après-midi. C'est une façon de me dire, « Recommençons cette journée. » Le voyage dans lequel je vais vous guider tout au long de ce livre est une auto-réinitialisation complète qui a pour but d'éplucher toutes les couches derrière lesquelles vous dissimulez votre véritable personnalité. Vous allez retrouver le bien-être, vous sentir enfin en paix avec votre corps, mieux vous connaître et savoir ce que vous voulez et ce que vous voulez apporter à ce monde.

Détox corps et esprit est votre guide personnel pour vous retrouver ; votre deuxième douche. Je vais vous enseigner des techniques qui permettent de nourrir l'esprit, le corps et l'âme. Je vais également vous montrer comment adapter certaines pratiques ancestrales pour améliorer votre vie et faire disparaître les habitudes qui vous empêchent d'exploiter tout votre potentiel. Ce voyage a pour but de vous permettre de vous ressourcer mais aussi de prendre la décision de lever le pied, de renouer le contact avec vos sens et de vous retrouver. Il est temps d'avoir la meilleure vie possible.

-Tara Stiles.

AVRIL 2020

détox esprit

1

Se réinitialiser : détox mentale

La nature fait les choses sans se presser et pourtant tout est accompli.
— Lao Tseu

Pour avoir une vie harmonieuse et être les meilleures versions possibles de nous-mêmes dans nos carrières, en famille et avec nos amis, nous devons considérer notre corps comme un tout. Et cela commence dans nos cerveaux. Pour reconnecter nos corps avec nos esprits, nous allons mettre à profit une ressource dont nous disposons tous : notre respiration. Nous respirons à longueur de journée, inconsciemment, et pourtant la plupart d'entre nous n'utilisent pas le véritable potentiel de cette ressource naturelle. Notre respiration est une partie intégrante de notre corps ; elle vit en nous et nous alimente. Elle est notre essence même, indifférente à nos attentes ou à celles des autres. C'est elle qui nous permet d'exploiter notre véritable potentiel.

Lorsque nous sommes stressés, notre respiration est la première affectée. Confrontée à la moindre tension externe, notre respiration s'accélère et devient irrégulière. Nous retenons littéralement notre respiration lorsque nous sommes tendus, surpris ou lorsque nous avons peur. Nous savons tous que bien respirer est bon pour notre santé mais nous nous entêtons à ne pas utiliser la puissance de notre respiration. Nous préférons nous compliquer la vie et passer en mode pilote automatique. Nous avons pris l'habitude d'accepter de vivre avec le stress.

Je préfère suivre une autre voie. Ce vers d'une chanson de Ben Harper, *Better Way*, est un de mes mantras et je l'utilise beaucoup lorsque je pratique ou j'enseigne le yoga. Il est impossible d'exploiter tout le potentiel de votre respiration lorsque vous êtes tendu comme un arc. Vous pouvez pourtant apprendre à vous détendre et à vous laisser aller, y compris pendant des périodes de stress, grâce à l'exercice décrit page 13. Cette technique de respiration vous aidera à focaliser votre attention sur votre respiration et permettra à l'air de circuler librement dans vos poumons et dans tout votre corps.

Vous devez inclure cette routine dans votre journée. Essayez de la faire au réveil, lorsque vous êtes encore dans votre lit et avant de faire quoi que ce soit. Essayez de la faire également tout au long de la journée, pendant que vous effectuez une activité simple, en prenant une douche, en remplissant le lave-vaisselle ou pendant le trajet pour vous rendre au travail ou en revenir (sauf si vous êtes au volant !). L'idée étant d'intégrer cette technique à votre journée pendant les moments d'accalmie afin qu'elle devienne une seconde nature. Et, pendant des moments de tension, lorsque vous sentez le stress s'insinuer, vous pouvez également recourir à cette technique pour permettre à l'air de mieux circuler dans votre corps. Cela vous aidera à affronter les situations difficiles. L'objectif étant d'apprendre à votre corps à se détendre – et à *respirer* – en toutes circonstances, pour ne pas céder à la panique dans les moments de stress et les affronter avec le même état d'esprit que vous affichez pendant vos moments de détente. Cela ne fera pas disparaître le stress mais grâce à votre respiration, vous pouvez apprendre à mieux gérer ces situations stressantes.

routine détox esprit :
Reprendre son souffle

Le tai-chi est un sport à faible impact qui demande à ses pratiquants d'effectuer lentement une série de mouvements inspirés des arts martiaux chinois. Il est souvent qualifié de « méditation en mouvement. » Ses adeptes enchaînent une série de mouvements gracieux, effectués lentement en respirant profondément. La lenteur des gestes permet de se concentrer sur la relation corps-esprit, cela permet également de réduire le stress et l'anxiété, d'améliorer sa souplesse mais aussi sa créativité.
Ce petit exercice de tai-chi vous permettra d'exploiter toute la puissance de votre souffle et de réduire la tension dans votre corps et votre esprit. Dès que vous maîtriserez ce petit exercice, somme toute relativement facile, vous serez à même de l'effectuer partout, dès que vous sentirez l'anxiété et le stress vous gagner.

1. Asseyez-vous confortablement. Vous pouvez rester debout si vous vous sentez plus à l'aise dans cette position. Il est primordial d'adopter une position dans laquelle vous êtes à l'aise pour faire cet exercice sans quoi le stress aura vite fait de s'insinuer. Cherchez la position qui vous paraît la plus confortable. Fermez les yeux.

2. Relâchez un peu votre corps. Relâchez vos genoux, vos coudes et vos épaules. Imaginez que vous laissez votre corps se mouvoir et que si quelqu'un vous donne un léger coup de coude, vous allez doucement osciller, comme un arbre dans le vent. Restez relâché et réceptif. Restez ainsi, juste pendant un instant.

3. Inspirez profondément par le nez. Sentez vos épaules se soulever et tout votre corps se dilater après votre inspiration. Expirez longuement et doucement par la bouche. Sentez votre corps se relâcher vers l'avant. Recommencez deux fois. Sentez votre corps bouger légèrement après votre respiration, la suivre comme s'il lui répondait, pas immédiatement mais en étant tiré et soutenu par votre respiration.

4. Gardez les yeux fermés. Comment se sent votre corps ? Moins rigide ? Sentez-vous une tension quelque part ? Soyez attentif à vos sensations. Lorsque vous êtes prêt, ouvrez lentement les yeux.

Se fixer des objectifs : Comment voulez-vous vous sentir ?

Maintenant que vous savez comment exploiter votre souffle, il est temps de faire un petit bilan, histoire de déterminer où vous en êtes en ce moment et où vous voulez être à la fin de votre voyage de 28 jours *Détox corps et esprit*. Continuez de respirer profondément. Personne ne vous juge. Ce n'est qu'un cadre qui va nous permettre de planter le décor du nouveau mode de vie que vous vous préparez à essayer.

Mais, avant de commencer à noter vos objectifs, rappelez-vous de ceci, à l'exception de toute autre chose : Vous n'êtes pas cassé. Dites-le à voix haute et inscrivez-le dans votre journal en majuscules si cela peut vous aider. Vous en êtes là parce que vous avez pris quelques habitudes loin d'être optimales et qui ont eu des conséquences pas si géniales que ça dans votre vie. Mais devinez quoi ? *Vous* n'êtes pas vos habitudes. Et celles-ci peuvent être modifiées. De même, n'oubliez jamais que ce changement se fait par étapes. La moindre petite action peut avoir un effet de propagation sur votre journée et dans votre vie et ouvrir la voie à beaucoup d'autres bonnes décisions et à l'acquisition de nouvelles habitudes.

Une récente interaction avec l'une des élèves d'un de mes cours de yoga va vous montrer le pouvoir de cet effet de propagation. Cette élève avait assisté à mon cours tous les jours de la semaine. Elle est venue me voir, un jour, pour me dire qu'elle avait quelque chose à me confier. Elle m'a expliqué que même si rien n'allait vraiment « de travers » dans sa vie, elle s'était sentie démobilisée et avait eu l'impression d'avancer comme une automate. Elle était néanmoins ravie de m'annoncer que le simple fait de participer à ce cours de yoga avec nous, tous les jours, lui avait permis de ressentir une nouvelle dose d'énergie et d'enthousiasme dans d'autres compartiments de sa vie et que ses interactions, au travail mais également avec sa famille et ses amis, étaient soudain plus brillantes et plus riches. Elle n'avait changé qu'une seule chose dans sa vie : ce cours de yoga, tous les jours, avec nous. Elle venait au cours et prenait soin d'elle.

Les objectifs définis en termes de sensations présentent un gros avantage. Dès que vous commencez à modifier vos habitudes et vos comportements, vous percevez immédiatement les dividendes de vos efforts !

Je n'ai jamais eu pour objectif de devenir professeur de yoga, une activité qui me comble de joie et qui me permet de ressentir, chaque jour, tous les bienfaits en termes de bien-être décrits page 17. À 21 ans, à ma sortie d'un conservatoire de danse contemporaine, j'ai emménagé à New York. C'est là que j'ai découvert le yoga et que je suis tombée amoureuse de la pratique. Je pensais devenir danseuse et chorégraphe. Le yoga était une de mes passions mais c'était quelque chose que je considérais comme un outil personnel. Je n'imaginais pas devenir professeur de yoga.

Je joignais les deux bouts grâce à des contrats pour des campagnes de publicités à la télévision, des défilés de mode et quelques piges comme danseuse dans des clips. J'aimais assez cette vie mais je me sentais déconnecté de ce que je faisais. Mon planning était rempli mais chaque nouveau contrat décroché n'était qu'un tremplin pour décrocher le suivant. Je cherchais du sens dans chacun de ces engagements et je n'en trouvais pas. C'était juste une course vers la prochaine opportunité. Il m'arrivait, parfois, de trouver toute cette frénésie énergisante et j'étais contente de décrocher régulièrement des engagements. Mais j'étais sur les rotules et très loin de me sentir complétement moi-même.

Notez-le dans votre journal : objectifs pour se sentir bien

À votre tour ! Prenez votre journal et un stylo ou un crayon. Posez-vous cette question : « Quels sont mes objectifs pour ce voyage de 28 jours en rapport aux sensations que je veux ressentir pendant ce laps de temps ? » Rien de compliqué : huit à dix objectifs suffisent. N'oubliez pas, ces buts ne doivent pas être des objectifs quantitatifs que vous désirez atteindre. Ils doivent se rapporter aux sensations que vous voulez ressentir.

À titre d'exemple, voilà les objectifs que je me suis fixés :

Je veux déborder d'énergie à mon réveil et me sentir en pleine forme pendant toute la journée.

Je veux être moins souvent malade et récupérer plus rapidement quand je le suis.

Je veux me sentir plus confiante.

Je veux me sentir heureuse plus souvent.

Je veux me sentir en lien avec ma famille et mes amis.

Je veux me sentir en paix et profiter du calme lorsque je suis chez moi.

Je veux me sentir motivée au quotidien.

Je veux avoir l'impression de continuer de progresser et de m'améliorer dans tout ce que je fais.

J'essayais toujours de montrer l'aspect de ma personnalité qui, selon moi, me permettrait de décrocher tel engagement sans chercher vraiment à comprendre qui j'étais réellement, ni ce que je voulais vraiment faire. Il m'arrivait parfois lors de l'un de ces engagements de parler de ma passion pour le yoga à un assistant de production, un cameraman ou à une maquilleuse et je remarquais que j'en parlais avec excitation.

Un jour, après l'une de ces discussions, quelqu'un m'a demandé de lui donner un cours particulier de yoga. J'ai accepté et, dès ce premier cours, je me suis sentie complétement moi-même et pleinement vivante, comme je ne l'avais jamais été. Cela ne ressemblait pas aux autres boulots que je faisais, dans lesquels je devais jouer un rôle ou ne laisser transparaître qu'un aspect de ma personnalité. Je partageais ma passion avec un tiers et j'ai adoré ça. Ce premier client m'a recommandé à plusieurs de ses connaissances et grâce au bouche-à-oreille, je me suis très vite retrouvée avec toute une liste de clients.

Parfois, lorsque quelqu'un me demandait ce que je faisais et que je répondais que je donnais des cours particuliers de yoga à domicile, on me regardait bizarrement, comme si cela sous-entendait que je galérais à finir le mois. Dans le milieu de la danse et de la scène new-yorkaise où tout le monde passe son temps à se rendre à des auditions, faire autre chose de son temps était plutôt mal vu. Il y avait cette pression de devoir constamment décrocher des engagements : si vous aviez la chance d'avoir du temps libre et que vous le consacriez à d'autres centres d'intérêts, cela signifiait que vous étiez proche de la porte de sortie. Je n'étais pas à la recherche d'une porte de sortie. Je me suis juste sentie tellement heureuse en enseignant le yoga que j'ai continué pour conserver cette sensation.

Avant de découvrir ma passion pour le yoga, la plupart de mes objectifs étaient quantitatifs. Ils concernaient la destination plutôt que sur le voyage. Je savais que j'avais besoin de gagner une certaine somme d'argent tous les mois pour payer mon loyer, mes factures et alimenter mon épargne. Je fixais donc mes objectifs en fonction de ce montant. Nous avons tous des factures à payer et je ne suis pas en train de vous suggérer d'ignorer vos factures. Mais mes objectifs n'étaient pas motivants. J'avais des œillères qui m'empêchaient de voir les opportunités plus intéressantes que ma vie m'offrait. Après avoir découvert ma passion pour l'enseignement du yoga, j'ai complètement changé ma façon de me fixer des objectifs. J'ai commencé à me laisser guider par les sensations que je voulais ressentir plutôt que par les objectifs que je voulais accomplir. Ce fut, pour moi, un tournant décisif et libérateur. Je voulais ressentir de la passion et de l'engagement dans tout ce que je faisais dans ma vie. Et c'est ainsi que j'essaie de vivre désormais.

MAINTENANT QUE NOUS SAVONS quel type d'objectifs nous devons nous fixer pour ce voyage, plongeons-nous dans la semaine 1, notre détox mentale. Cette première semaine sera consacrée à l'acquisition d'une tranquillité d'esprit, parce que sans un « esprit sain » comme fondation solide, tout ce que nous tenterons de construire ou d'accomplir manquera de stabilité. Par la suite, lorsque nous nous embarquerons pour la semaine 2, nous intégrerons de nouvelles routines qui s'ajouteront à celles de la semaine 1. Idéalement, au début de la semaine suivante, vous aurez adopté les routines apprises chaque semaine. Pendant la semaine 1, nous nous concentrerons sur les points suivants :

- ***Bâtir un sanctuaire :*** créer le décor dans lequel se déroulera la transformation en désencombrant votre foyer et en favorisant l'harmonie dans votre espace physique.
- ***Trouver le bon équilibre entre vie professionnelle et vie privée :*** instaurer des règles pour entretenir une relation plus saine avec

la technologie et redéfinir vos habitudes pour éviter que votre vie professionnelle n'empiète sur votre vie privée et ainsi retrouver un rythme de vie moins stressant.

- ***Entretenir ses relations :*** pendant cette semaine vous allez renouer avec vous et raviver vos relations avec les autres.

BÂTIR UN SANCTUAIRE

Vos sensations, votre « écosystème interne », sont en grande partie influencés par votre environnement externe. C'est la raison pour laquelle faire du vide et nettoyer votre foyer est la première étape de la partie *détox esprit*. Je suis certaine que vous avez remarqué que lorsque votre cuisine est sens dessus dessous, vous êtes davantage enclin à commander de la *junk food* que de cuisiner quelque chose de sain. S'il y a une énorme pile de linge sale sur le sol de votre chambre, vous êtes moins enclin à sauter du lit et à vouloir faire quelque chose de productif. Notre environnement physique affecte notre état mental.

Faire le ménage, c'est bien plus que barrer les tâches sur la liste de choses à faire et sortir la poubelle. C'est choisir les sensations que vous voulez *ressentir* dans votre lieu de vie. Votre foyer remplit certaines fonctions pratiques : c'est un endroit dans lequel vous vous sentez en sécurité, au chaud, à l'abri des éléments ; un endroit dans lequel vous pouvez vous détendre, dormir, cuisiner et manger vos repas. Mais la qualité de ces actions – repos, sommeil, repas, etc. – est affectée par le soin et l'attention avec lesquels vous entretenez votre lieu de vie. Pour atteindre la clarté mentale et l'équilibre, nous avons souvent besoin de nous débarrasser des choses inutiles qui encombrent nos vies physiques. En faisant le ménage, nous exprimons également de la gratitude pour la façon dont nos foyers et les objets qu'ils contiennent nous servent et nous apportent du confort. En yoga, nous avons l'habitude de dire que la méditation permet à un individu « d'enlever les couches derrière lesquelles il dissimule son soi. » J'aime à croire que faire le ménage permet d'enlever tout ce qui nous empêche de voir notre environnement physique.

Nous sommes à un tournant culturel avec tous ces objets inutiles qui encombrent nos foyers. Cela partait en général d'une bonne intention : il nous est arrivé d'acheter des choses dont nous n'avions pas vraiment besoin juste parce qu'elles étaient en soldes, ou de nous accrocher à certains objets à cause de leur valeur sentimentale. Mais l'encombrement de nos foyers nous donne l'impression d'être submergés, déconnectés de la nature et de notre environnement et spirituellement épuisés. Des pratiques comme le minimalisme, le rangement, le don, le recyclage et le surcyclage sont soudain devenus tendance parce que nous avons compris qu'un autre jean ne nous rendra pas plus heureux mais que transformer un vieux jean en chiffons ou le donner était plus enrichissant.

Le « désencombrement » est peut-être devenu tendance mais la pratique en elle-même n'a rien de nouveau. C'est la résurgence d'une ancienne pratique de vie. Le feng shui est un art chinois ancestral de l'organisation conçu pour créer une harmonie et un équilibre entre nos environnements proches (nos foyers) et les éléments de la nature. Le feng shui repose sur l'idée que le chi (l'énergie ou la force vitale) circule en toutes choses et qu'il y a toujours un équilibre fluctuant entre les principes taoïstes du yin (énergie féminine) et du yang (énergie masculine) dans nos environnements mais aussi dans les cinq éléments – le bois, le feu, la terre, le métal et l'eau. Le feng shui préconise d'organiser et de placer certains objets dans certains endroits à l'intérieur de votre foyer pour guider le flux d'énergie d'une pièce à la suivante pour apporter bien-être, prospérité et beauté à l'intérieur du foyer.

Le feng shui est un art subtil et complexe et je n'entrerai pas dans tous les détails ici, mais je vais conseiller une routine très simple qui repose sur les préceptes du feng shui pour favoriser l'harmonie et le flux d'énergie à l'intérieur de votre foyer. Selon le feng shui, le simple fait de balayer et de nettoyer le seuil de votre porte d'entrée crée un flux positif et est source de bien-être. Votre porte d'entrée est très importante en feng shui parce que c'est par là que tout le monde pénètre chez vous. Au lieu de laisser l'énergie se précipiter dans une rampe d'escaliers ou directement dans votre cuisine ou dans la pièce la plus proche de votre porte lorsque vous entrez chez vous, vous pouvez ralentir l'énergie en ajoutant un miroir, un tapis ou une œuvre d'art dans votre vestibule. Ces ornements bien choisis vous donnent, à vous et à vos invités, une raison de s'arrêter et de prendre le temps de la réflexion en entrant.

Organiser un espace en fonction des sensations que vous voulez ressentir

Lorsque je réunis des élèves pour une session de yoga, il est d'une importance capitale que la pièce dans laquelle nous travaillons soit propre et harmonieuse. Quand je dirige une séance dans un nouveau lieu, j'arrive toujours de bonne heure, avant tous les élèves, afin d'avoir le temps de découvrir l'endroit, de le nettoyer et de l'organiser. Ce n'est pas une tâche que je laisse à l'équipe d'entretien. Et s'il y a des membres de l'équipe d'entretien quand j'arrive, je prends plaisir à les aider. Je considère que c'est à moi de ramasser les détritus et de balayer le sol si je veux que cette pièce possède la meilleure énergie possible. Et j'essaie de laisser la pièce dans un meilleur état que celui dans lequel je l'ai trouvée lorsque le cours est terminé. D'un point de vue pratique, nettoyer l'endroit m'aide aussi à connaître l'environnement dans lequel je me trouve. De façon à pouvoir être complètement présente pendant mon cours, j'apprends toutes sortes de choses utiles pendant que je nettoie un studio de yoga, par exemple d'où vient la lumière, où se trouvent les sorties et les toilettes et par où d'éventuelles distractions pourraient venir depuis l'extérieur de la pièce. Ce rituel de nettoyage a commencé dans ma vie professionnelle et s'est étendu dans ma vie personnelle.

Je ne suis pas d'un naturel ordonné. J'avoue que c'était, en général, un effort héroïque, pour moi, de faire mon lit le matin. Si je ne fais pas attention, je vais me retrouver avec des piles de vêtements sur le sol de la salle de bain et lorsque j'ai des invités, je fourre tout ce que je ne veux pas qu'ils voient dans des placards. Ce sont mes réflexes et mes habitudes mais elles ne me font pas culpabiliser pour autant. Je sais que je peux les changer et que je ne suis pas condamnée à vivre avec. Je fais de mon mieux pour remarquer quand je sème la pagaille et, surtout, pourquoi je sème cette pagaille. En général, c'est parce que je suis pressée ou que je suis distraite. Remarquer que je me laisse aller m'incite à prendre le temps de m'organiser. Mon objectif n'est pas d'avoir une maison immaculée ni d'essayer d'être parfaite. Il s'agit de ne pas se laisser déborder et de rester vigilant et de chercher à m'améliorer. Pendant très longtemps, j'ai cru que le ménage et l'organisation étaient réservés aux personnes qui disposaient de beaucoup de temps libre et que cela restait un luxe pour les gens débordés. Qu'il fallait apprendre à tolérer un certain désordre ou engager quelqu'un pour faire le ménage. Mais en commençant à lutter contre mon désordre naturel, j'ai compris à quel point c'était essentiel à mon bien-être. Lorsque mon foyer est bien rangé, j'ai l'impression d'avoir plus de temps dans la journée. C'est la même chose pour les lieux dans lesquels nous sommes amenés à passer du temps en dehors de chez nous. Au travail, à l'école ou dans la voiture, garder un espace dans lequel tout est bien rangé instaure une harmonie et favorise la créativité et les améliorations.

Pendant une méditation, lorsque vous constatez que votre esprit s'égare et que vous n'êtes plus concentré sur votre respiration, le choix qui s'offre à vous est clair. Vous pouvez laisser votre esprit vagabonder ou vous pouvez rediriger votre attention sur votre respiration. C'est la même chose pour votre espace physique. Lorsque vous remarquez une pile de linge sale sur le sol de votre chambre, vous avez le choix : vous pouvez fermer la porte de la chambre et prétendre que tout est parfait ou vous pouvez prendre le linge sale et le mettre dans votre machine à laver ou dans le panier à linge sale ! Je me concentre sur les sensations que je veux ressentir et aux conséquences qu'une penderie bien rangée peut avoir sur le reste de ma vie. Cela peut paraître un peu idiot de croire que ramasser une pile de vêtements sur le sol peut améliorer vos capacités créatrices et pourtant il y a une forte corrélation. Parce que j'aime énormément mon travail, je vois cette pile et je me remémore que je serais plus créative si je les ramasse. Lorsque vous vous concentrez sur les sensations que vous voulez ressentir, mettre de l'ordre devient un plaisir et cesse d'être une corvée fastidieuse.

Nos habitudes ont une influence sur nos sensations, notre écosystème interne. Si ma penderie est en désordre, je sais que cela va me perturber mentalement. Mais si je suis consciente de ma tendance à semer le désordre dans ma penderie et des conséquences mentales de ce désordre, cela me permet de me prendre en main au lieu de culpabiliser d'être une « bordélique des placards ». Je sais que cette habitude me dessert et que je peux la changer. Le yoga et la méditation m'ont appris que j'ai le pouvoir de modifier mes habitudes grâce à une pratique régulière. Ranger un studio de yoga avant d'y donner un cours me procure un sentiment d'harmonie et d'équilibre qui va donner le « la » au cours. Ranger son habitation repose sur la même logique. Mettre de l'ordre dans ma penderie n'est peut-être pas ce que je faisais naturellement en priorité mais je m'oblige à le faire parce que je sais que cela favorise l'équilibre et l'harmonie dans mon foyer et dans mon esprit. J'ai également constaté que lorsque je me lève de bonne heure et que je commence ma journée en méditant et en sirotant de l'eau tiède avec du citron, j'ai plus d'entrain pour faire mon lit et ranger mon placard. Une bonne habitude en entraîne une autre !

Nettoyer avec les enfants : comment en faire un jeu

Mettre de l'ordre dans mes espaces de rangement ne me procurera peut-être jamais une « étincelle de joie » pour reprendre une expression de Marie Kondo. Et pourtant, quand je fais le ménage avec Daisy, ma fille de trois ans, c'est plutôt le contraire. Lorsque Daisy a fini de jouer avec ses jouets, nous transformons la corvée du rangement en jeu. En fait, les jeunes enfants adorent aider à ranger ! Leurs aptitudes en la matière ne sont peut-être pas phénoménales de prime abord mais l'important n'est pas là. L'idée est de les faire participer très jeunes pour leur permettre d'acquérir de bonnes habitudes pour plus tard. En rangeant, nous chantons toutes les deux « Cleanup Song », une comptine que nous avons empruntée à *Dora l'exploratrice* et parfois, c'est Daisy qui commence la chanson. Cela apporte un côté ludique au rangement et Daisy est très fière que ses affaires soient bien en ordre. Lorsque nous sommes au parc, j'ai remarqué qu'elle ramasse les détritus et cherche la poubelle la plus proche, sans qu'on lui ait demandé de le faire. Je n'aurais jamais pu prédire que ce serait grâce à nos rangements d'après jeu. En observant Daisy, j'ai appris que le ménage ne devait pas être relégué dans la catégorie des activités « non amusantes » ! C'est une activité à laquelle chacun d'entre nous, enfants et adultes, peut et doit se livrer.

En transformant le ménage en rituel, vous vous surprendrez peut-être à avoir hâte de vous y mettre ! Pour ma part, j'aime chercher les endroits près de chez moi qui acceptent les dons de vêtements et de meubles qui ont à peine servis. Pour moi, le ménage perd son aspect corvée quand je pense que les vêtements qui ne nous vont plus serviront et feront le bonheur de quelqu'un d'autre.

IL EST TEMPS DE S'Y METTRE ! Voilà une série de routines pour nettoyer votre lieu de vie. Vous allez le nettoyer physiquement mais la récompense sera beaucoup plus importante qu'un sol exempt de poussière.

Grand nettoyage en règle

Vous devez prendre l'habitude de nettoyer toute votre habitation une fois par saison. C'est une expérience incroyablement libératrice et cathartique. Et vous n'avez pas besoin de vous la jouer Cendrillon : recrutez tous les membres de votre foyer pour une séance de ménage collectif. Choisissez un jour où tout le monde est disponible. Cela réduira la charge de travail et cela permettra à tout le monde de partager un sentiment de reconnaissance envers votre lieu de vie. Comme je l'ai déjà dit, les tout-petits adorent faire le ménage ! Inutile de leur dégotter des balais et des outils de nettoyage pour enfant ; laissez-les utiliser les véritables outils. Je trouve ça très sympa de constater avec quelle fierté Daisy fait des petits tas de poussière avec son balai et va chercher les moutons dans les endroits difficiles à atteindre, sous le lit et le canapé !

Pour un nettoyage durable et écologique, vous pouvez découper de vieux T-shirts et serviettes pour en faire des chiffons au lieu de jeter des tonnes d'essuie-tout. Les chiffons que vous avez fabriqués sont faciles à laver et donc à réutiliser. Et ils ont, en général, un pouvoir absorbant bien supérieur à n'importe quel papier essuie-tout.

Vous pouvez également fabriquer des produits d'entretien non toxiques. Cela revient moins cher que d'utiliser les produits en vente dans le commerce, c'est meilleur pour l'environnement mais aussi pour vous et votre famille. Voilà quelques recettes simples de produits d'entretien non toxiques :

Nettoyant multi-usage

1 tasse d'eau
1 tasse de vinaigre blanc distillé
1 ou 2 gouttes d'huile essentielle de votre choix (facultatif ; j'aime utiliser les huiles essentielles de menthe poivrée ou de lavande)
Écorce de citron ou d'orange (facultatif)

Mélangez tous les ingrédients dans un vaporisateur en verre réutilisable. Agitez et utilisez la quantité appropriée.

Nettoyant pour cuisinière et réfrigérateur

1/4 tasse de bicarbonate de soude
1 litre d'eau tiède

Mélangez le bicarbonate de soude et l'eau tiède dans un bocal en verre. Vissez bien le couvercle, agitez et utilisez la quantité appropriée.

Nettoyant pour les vitres

2 tasses d'eau
1/2 tasse de vinaigre blanc distillé
1/4 tasse d'alcool dénaturé
1 ou 2 gouttes d'huile essentielle de votre choix (facultatif)

Mélangez tous les ingrédients dans un vaporisateur en verre réutilisable. Agitez et utilisez la quantité appropriée.

Nettoyage de la penderie

Je conseille de procéder à un nettoyage en règle des penderies une fois par saison, à chaque changement de garde-robe, de l'hiver au printemps, du printemps à l'été, de l'été à l'automne, etc. L'idée est de vous débarrasser de tout ce qui prend de la place dans votre armoire ou vos tiroirs, tous les habits que vous ne portez plus, comme ce pull qui a quinze ans et que vous ne portez jamais, ces robes que vous n'aimez plus ou ce jean dans lequel vous ne pourrez rentrer à nouveau qu'en suivant un régime qui aurait des conséquences néfastes sur votre santé. Le nettoyage de votre penderie pourra prendre deux heures ou deux jours, selon le degré d'encombrement de vos tiroirs. Une fois le premier nettoyage épique terminé, les suivants, à la fin de chaque nouvelle saison, seront de plus en plus faciles.

Après avoir pris cette habitude, j'ai été surprise de constater à quel point il était plus facile de s'habiller tous les jours, d'utiliser les éléments de ma penderie et de faire mes valises. Savoir ce que vous possédez et n'avoir, dans vos penderies, que des articles que vous aimez et portez vraiment fait une énorme différence.

Marie Kondo, la gourou du rangement, conseille de sortir tout ce qu'il y a dans vos tiroirs et vos penderies et de tout déposer en un seul gros tas sur le sol ou sur votre lit. J'ai essayé cette méthode et même si j'en comprends l'intérêt et la logique, je la trouve un peu trop extrême et oppressante à mon goût. Je préfère procéder par étape : j'aime faire un seul tiroir ou une seule partie de mon placard à la fois et poser toutes les choses que je n'utilise pas de ce tiroir ou de cette partie de ma penderie dans une pile sur le sol. Ma règle est que tout

routine détox esprit :

Méditation pour un espace bien-être

Avant de vous lancer dans le ménage – surtout si ranger est un défi pour vous et que vous ne pensez pas être d'un naturel soigné et ordonné – essayez cette petite méditation. Elle vous aidera à vous vider l'esprit et à honorer l'espace que vous allez nettoyer.

1. Asseyez-vous confortablement. Fermez les yeux et faites attention à votre respiration. Sentez votre corps se soulever lorsque vous inspirez. Sentez votre corps se détendre lorsque vous expirez. Conservez cette sensation en tête pendant un instant.

2. Imaginez maintenant la sensation que vous voulez ressentir en regardant votre lieu de vie : paisible, calme, inspirant, créatif ou je ne sais quel adjectif qui vous vient à l'esprit. Lorsqu'un mot vous vient à l'esprit, conservez-le en tête pendant un instant. Vous pouvez répéter le mot dans votre tête ou juste conserver la sensation qu'il vous procure.

3. Continuez de respirer profondément encore pendant quelques instants et, lorsque vous êtes prêt, ouvrez les yeux.

ce que je n'ai pas porté ou utilisé au cours de l'année écoulée et qui n'a pas une grosse valeur sentimentale pour moi, finit sur le sol. Cette méthode de désencombrement graduel me permet de faire des choses par blocs pendant la journée lorsque j'ai le temps. Ranger la penderie fait désormais partie de ma routine quotidienne, au même titre que la méditation et le yoga.

Je répartis ensuite toutes ces choses dont je ne me sers plus en trois groupes : « à recycler », « à donner » et « à emporter à une friperie ». Les vieux T-shirts, les chaussettes avec des trous et les vieux foulards vont dans la pile « à recycler ». J'en ferai des chiffons ou je les utiliserai dans des projets artistiques avec Daisy. Les articles qui sont encore en excellent état mais que je ne porte plus vont dans la pile « à donner ». Je les offrirai à des membres de la famille ou à des amis à qui ils pourraient plaire ou à des organisations caritatives. Je mets les articles très onéreux ou tendance dans la pile « à emporter à une friperie ». Je les emporterai dans une friperie ou un dépôt-vente près de chez moi pour les revendre. Renseignez-vous sur les friperies et les organisations caritatives qui acceptent les dons près de chez vous et demandez-leur, au préalable, quels types d'articles ils acceptant pour éviter de devoir rapporter chez vous votre gros sac rempli de vêtements. Il existe également des détaillants qui acceptant les dons de vêtements qui seront ensuite recyclés et je trouve cela très cool !

Faire son lit

Faites-le tous les matins ! Faire son lit semble être quelque chose tellement infime et inconséquent, mais si vous n'avez pas l'habitude de faire votre lit, ajouter cette routine à votre journée peut avoir des effets surprenants. J'avais l'habitude de ne pas faire mon lit parce que je considérais que c'était une perte de temps – je vais le défaire de nouveau ce soir, n'est-ce pas ? Pendant cette période de ma vie où je ne faisais pas mon lit, je me souviens également que j'avais tendance à beaucoup m'éparpiller pendant la journée, je ne terminais jamais complétement une tâche avant de passer à la suivante. Lorsque j'ai commencé à faire mon lit tous les jours, j'ai noté une amélioration de mes capacités de concentration et de réflexion et que j'avais plus de considération pour mes possessions et mon entourage. Faire votre lit tous les matins met votre journée sur de bons rails. C'est une marque de respect envers vous et un moyen de témoigner de la gratitude envers votre lieu de vie. Laver et changer vos draps et taies d'oreiller toutes les deux semaines est une autre bonne habitude à prendre. Tout comme remplacer la literie plus chaude de l'hiver par une plus légère au printemps afin de vous aligner sur le rythme des saisons et améliorer votre bien-être global.

Nettoyage en profondeur du garde-manger

Comme pour votre penderie, voir ce que vous avez vraiment dans le garde-manger de votre cuisine peut être révélateur et un peu effrayant ! Il y a fort à parier que vous ayez, sur vos étagères, beaucoup d'articles dont la date limite de consommation est dépassée, beaucoup de produits que vous avez tendance à racheter et des tas de choses que vous serez très surprise de trouver là. Lorsque j'ai commencé à désencombrer les placards de ma cuisine, je me suis rendue compte que j'achetais un bocal de beurre de cacahouète et un flacon d'huile de noix de coco à chaque fois que j'allais faire des courses. J'en avais tellement que c'en était choquant ! Après avoir fait du vide dans mes placards et organisé leur contenu, je sais désormais ce que j'ai à ma disposition, j'ai une vision d'ensemble plus claire et cela me donne régulièrement envie de préparer des repas avec des ingrédients frais. Mes épices sont désormais toutes alignées dans des bocaux en verre et lorsque je les vois, j'ai soudain envie de préparer un sauté de légumes ! Remontons nos manches et regardons sans complaisance ce qui se trouve sur les étagères de notre garde-manger. Les bienfaits du nettoyage en règle de votre garde-manger seront exponentiels au niveau de votre bien-être, je vous le garantis.

Sortez tous les articles de votre garde-manger et de vos placards et alignez-les sur votre plan de travail. Retirez les articles dont la date limite de consommation a expiré et jetez-les, en n'oubliant pas de vider et de recycler leurs emballages chaque fois que c'est possible. Si vous avez beaucoup de denrées non périssables ou des articles que vous savez que vous n'utiliserez pas, donnez-les à une banque alimentaire. Rangez à nouveau dans votre garde-manger les articles que vous souhaitez garder et ceux que vous utilisez régulièrement puis regroupez-les par type : les pâtes et les céréales sur une étagère, les conserves sur une autre, les paquets de gâteaux secs et les crackers sur une autre, etc.

ÉQUILIBRE ENTRE VIE PRIVÉE ET VIE PROFESSIONNELLE

Il y a plusieurs années, les choses ont vraiment commencé à prendre pour moi sur le plan professionnel. Strala Yoga, le studio que nous avons fondé en 2008, se développait dans le monde entier et le concept se déclinait en une collection de guides et de nouveaux studios. J'avais signé plusieurs partenariats qui m'apportaient une certaine notoriété et me permettaient d'élargir mon audience. Sur de nombreux points, c'était une bonne chose. Cela faisait plusieurs années que je m'étais installée comme professeur de yoga et ma carrière commençait à décoller. Les magazines et les journaux publiaient souvent des articles sur mon travail et notre communauté. Je voyageais dans le monde entier pour donner des conférences et des cours de yoga. Je me laissais griser par toute cette excitation. Je passais d'un vol international à l'autre, j'enchaînais les événements chaque semaine. C'était tout ce que j'avais toujours voulu, n'est-ce pas ? Pas exactement. Il m'était impossible de m'investir complètement dans tout ce que je faisais parce que je pensais constamment à ce que je devais faire le lendemain, et les jours suivants, pour préparer le prochain gros projet. J'étais rongée par le stress, c'était à peine gérable. Le soir, je me couchais et au lieu de me détendre avec un livre ou une méditation du soir (comme devrait le faire un professeur de yoga !), j'essayais désespérément d'organiser mon emploi du temps du lendemain et de répondre aux emails et aux sms de tous les gens avec qui j'étais en contact et qui vivaient dans un autre fuseau horaire. Souvent, lorsque je n'arrivais pas à dormir, je me levais pour chatter avec un ami ou un collègue de travail qui se trouvait dans un fuseau horaire différent pour discuter d'un studio ou d'un partenariat pour m'occuper l'esprit au lieu de me calmer.

Pendant cette période, j'avais l'impression que mon corps était relié à une batterie que je sentais bourdonner et que j'étais incapable de débrancher. Mes épaules étaient pleines de nœuds et j'étais physiquement au bord du gouffre et à cran. Le plus drôle, c'est que j'étais contractuellement liée à un certain nombre d'entreprises et j'étais tenue de poster sur Instagram des photos de mon supposément fabuleux style de vie sain et d'identifier leurs marques dans mes posts. J'étais au bout du rouleau mais, dans le même temps, j'avais peur de ne pas avoir assez de choses cool à poster sur les réseaux sociaux tous les jours.

De plus, même si je sentais que ma vraie vie était loin d'avoir autant de glamour que la version que je postais sur Instagram, je me suis retrouvée accro aux validations qui accompagnent le partage de votre vie sur les réseaux sociaux. J'avais besoin de la poussée de dopamine que me procuraient les likes et les commentaires qui affluaient après mes posts. Le reste du temps, j'étais souvent toute seule dans une chambre d'hôtel pendant un déplacement professionnel et je me sentais vidée et déprimée. Il y a aujourd'hui de plus en plus d'études qui sont publiées pour expliquer les effets drainants des réseaux sociaux – des effets que je ressentais de plein fouet – et les chercheurs ont découvert qu'il existe une corrélation entre la dépression et une augmentation de l'utilisation des réseaux sociaux, surtout chez ceux qui présentent des dispositions à la dépression. Mais cette partie de ma vie s'est déroulée avant que beaucoup de ces études soient publiées et je me sentais plutôt seule dans mon combat.

Je m'étais séparée de Mike, mon mari, en me disant que tout irait mieux si j'étais seule et libre de vivre à un rythme encore plus effréné. À cause du stress de la séparation, j'étais au bout du rouleau mais cela ne m'empêchait pas de me dire que je ne m'étais jamais sentie aussi bien. Ce mode de vie n'était pas viable pour moi, et inévitablement j'ai atteint un point de rupture. Je me souviens très bien de cet instant : j'étais à bord d'un avion qui venait d'atterrir lorsqu'une hôtesse de l'air m'a secoué au niveau des épaules pour me réveiller et me demander si j'allais bien. J'étais complètement désorientée, je ne savais pas où j'étais et ce que je faisais là. J'ai fini par comprendre que j'étais à bord d'un avion qui m'avait conduit de Tokyo à L.A. et que j'avais dormi pendant l'intégralité du vol. Je pensais devoir être à San Francisco le lendemain pour un événement. J'allais me mettre à courir pour attraper mon vol de correspondance lorsque je me suis rendu compte que je m'étais trompée de date et que j'avais un jour à tuer. N'ayant nulle part où aller, j'ai pris une chambre dans un hôtel de L.A. et j'ai dormi davantage. Personne ne savait que j'étais là et je me suis planquée, telle une criminelle en fuite. J'ai compris que j'avais besoin de lever le pied. Il y avait eu plusieurs moments comme celui-ci mais je les avais ignorés. J'aurais dû comprendre qu'il était temps de lever le pied mais, au lieu de suivre la voix de la raison, j'avais accéléré de plus belle. Mais cette fois, je savais que je devais écouter ce que mon corps, mon esprit et l'univers me disaient.

Vers le début de cette période où je vivais à cent à l'heure, je faisais le plus de choses possible et je me cachais derrière mon travail, il y avait eu un trauma que j'avais balayé sous le tapis, un gros trauma : j'ai fait une fausse couche. Tout a commencé à Moscou où je me trouvais pour un événement. J'avais demandé à Mike de me retrouver ensuite à Paris pour y passer deux jours. Je lui ai annoncé que nous allions concevoir un bébé avant de rentrer à New York. Nous avons passé un merveilleux séjour. Nous logions dans un hôtel romantique, la nourriture était excellente. Nous avons fait de longues promenades dans la ville. Je savais au plus profond de moi que j'allais tomber enceinte pendant ce séjour et c'est ce qui est arrivé. Quelques semaines plus tard, j'ai fait un test de grossesse pour confirmer ce que je savais déjà. Nous avons décidé de ne pas en parler tout de suite parce que plusieurs de mes amies avaient du mal à concevoir à cette époque. À environ huit semaines, Mike et moi tournions un projet ensemble, je donnais un cours de yoga auquel participaient trois de mes amies. Je leur ai dit d'arrêter leurs roll ups et de s'asseoir confortablement pour se relaxer. C'est à cet instant que j'ai commencé à saigner. J'ai terminé le tournage et j'ai pris la direction des toilettes en essayant de dissimuler au mieux mon inquiétude. Il y avait beaucoup de sang. Craignant de faire perdre beaucoup d'argent à la production, j'ai continué le tournage. Je n'en ai parlé à personne. Je ne l'ai dit à Mike qu'à la fin de la journée de tournage. Nous sommes rentrés chez nous en nous disant qu'il n'y avait rien de grave, ce n'était peut-être que des saignements de début de grossesse mais nous savions tous les deux que nous nous voilions la face. Je suis allée chez le médecin le lendemain et elle a confirmé la fausse couche. Et je n'en ai parlé à personne.

Les fausses couches sont incroyablement fréquentes et pourtant c'est un sujet dont on parle très peu. Elles font naître un sentiment de honte qui n'a pas de raison d'être. Et si cela avait été de ma faute ? Avais-je été trop active ? Avais-je fait quelque chose que je n'aurais pas dû faire ? J'étais rongée par le stress. J'ai continué. J'ai donné mes cours comme si tout allait bien. Une amie a emmené son nouveau-né au studio pour nous le montrer. C'était le jour où je ressentais la douleur physique la plus intense et où j'ai eu le plus de saignement : j'ai tenu le bébé dans mes bras. Un autre jour, j'ai eu une énorme migraine, un effet secondaire de la fausse couche, mais j'ai quand même assuré mon programme de la journée, quand bien même ma vision était troublée. Les symptômes physiques étaient violents mais brefs. La souffrance émotionnelle a duré plusieurs années avant de se transformer en dépression. Avec Mike, nous n'avons jamais vraiment discuté de ce qui s'était passé. Il m'a laissé me plonger dans le travail et je n'ai pas abordé le sujet. Plusieurs de nos amis attendaient des enfants et nous n'avons pas discuté de la façon dont cela nous avait affectés. Je me suis immergée dans mon travail et me suis éloignée de tout le reste. J'ai même réussi à me convaincre que c'était mon mariage le problème.

J'hésitais à parler de cette expérience ; je me sentais coupable parce que beaucoup de femmes sont confrontées à des situations stressantes et gèrent des situations difficiles. Qui étais-je pour me plaindre ? De l'extérieur, tout dans ma vie semblait génial, alors qu'à l'intérieur, elle se résumait à tristesse et solitude. Après avoir nié la douleur et la perte pendant plusieurs mois, suivie par des années de travail sur moi-même pour redéfinir mes priorités en me concentrant sur ce qui était important pour moi, j'ai enfin pu remonter la pente. En passant beaucoup de temps avec tous ceux qui me sont chers, en ayant de profondes conversations avec Mike et en prenant énormément soin de moi. Maintenant que cette période est loin derrière moi, avec une fille en bonne santé que j'adore, un mariage remis sur les rails, une meilleure communication avec Mike et un métier que j'aime, je me sens enfin à l'aise pour évoquer cet épisode.

Pas parce que je pense que les détails de ma vie soient particulièrement intéressants ou uniques mais parce que les leçons que j'en ai tirées peuvent être utiles à d'autres qui traverseraient une période de stress.

Je me suis remise avec Mike peu après ma prise de conscience à L.A. et nous avons décidé de nous soutenir davantage, surtout quand il s'agissait de discuter de ce que nous ressentions, de ce que nous voulions faire dans la vie et le style de vie que nous voulions avoir. Nous avons enfin discuté de la douleur que nous avions chacun ressentie suite à la fausse couche. Notre relation ayant retrouvé des fondations solides, nous avons décidé que nous étions de nouveau prêts pour essayer d'avoir un bébé. Je savais que je devais vraiment lever le pied et prendre soin de moi. J'admets que mes envies de vouloir aller trop vite et de faire trop de choses n'avaient pas disparu. Elles étaient juste moins fortes. J'allais devoir faire des efforts.

Pour gérer mon stress et booster ma fertilité, j'ai continué à faire régulièrement des séances de shiatsu avec mon ami Sam Berlind. Le shiatsu est une pratique thérapeutique japonaise ancestrale dans laquelle le praticien utilise l'acupression pour corriger les déséquilibres d'énergie dans le corps. Un praticien shiatsu utilise ses mains pour exercer une pression sur les canaux énergétiques, appelés méridiens, sur le corps du patient afin d'induire une réaction qui restaure l'équilibre dans le corps. Il ne faut pas confondre le shiatsu avec le massage dans lequel les muscles sont manipulés en fonction des préférences du massé ou pour faire disparaître les douleurs musculaires. En shiatsu, la pression est régulière le long des méridiens du corps. Chaque méridien correspond à un déséquilibre. Par exemple, il existe un point de pression shiatsu au milieu de l'intérieur du poignet que beaucoup de personnes connaissent parce qu'il soulage le mal de mer ou les nausées. Vous avez peut-être vu quelqu'un sur bateau porter un bracelet qui cible ce point de pression. L'objectif du shiatsu est d'activer les méridiens qui ont besoin d'attention pour que le corps puisse réagir et être en équilibre. Le shiatsu est une pratique parfaitement adaptée pour le bien-être global et qui est souvent utilisée pour soigner un grand nombre de problèmes de santé.

Sam a commencé notre première séance en me posant une question simple : « Comment te sens-tu ? » J'ai commencé à transpirer, les battements de mon cœur se sont accélérés et j'ai marmonné un « Je vais bien, tout va bien ! » Sam n'a pas été dupe. Il m'a demandé de m'allonger et a posé un oreiller lesté sur mon ventre. Il m'a demandé de respirer profondément, un exercice qui vous aide à vous concentrer sur votre respiration en la dirigeant vers l'oreiller, et ensuite de respirer plus profondément, ce qui permet de réduire l'anxiété. Lorsque Sam a commencé l'acupression, il s'est concentré sur les points à l'intérieur de mes chevilles qui sont reliés au système reproductif. La sensation était intense ! Pour le shiatsu, lorsqu'une partie de votre corps souffre d'un déséquilibre, vous ressentirez une forte sensation le long du méridien qui correspond à cette fonction. Cette sensation est le signal pour votre corps de retrouver l'équilibre. Le shiatsu permet, en quelque sorte, de réparer les circuits de votre corps pour que l'énergie vitale puisse circuler plus facilement dans tout votre corps vous permettant ainsi de retrouver un équilibre.

Après avoir travaillé plusieurs mois avec Sam, j'ai pris la décision de lever le pied, pour moi, mon bien-être et mon avenir. Après chacune de nos séances, je sentais mon corps me dire que lever le pied était la meilleure option pour moi. J'ai compris que je pouvais choisir mon mode de vie : je pouvais retourner sur le champ à mon travail après ces séances ou changer ce qui ne fonctionnait pas pour moi. J'ai commencé à changer beaucoup de mes habitudes, comme celle de boire du café tout au long de la journée (ce qui augmentait mon anxiété !), toujours dire « oui » même lorsque j'étais débordée et rester toute la nuit devant mon ordinateur à m'inquiéter à propos de tout. J'ai commencé à faire des promenades tous les jours pour m'aérer l'esprit, sans emporter mon téléphone. J'ai décidé de passer moins de temps sur les réseaux sociaux et j'ai instauré certaines règles pour avoir une relation plus saine et plus viable avec cette habitude de tout partager en ligne.

routine détox esprit :

Respiration abdominale

Essayez cette technique simple de respiration que Sam m'a apprise pour aider votre corps et votre esprit à lever le pied.

1. Allongez-vous sur le dos sur une surface souple mais ferme, un tapis ou un tapis de yoga. Adoptez une position dans laquelle vous vous sentez parfaitement à l'aise.

2. Placez un oreiller sur le bas de votre ventre. Fermez les yeux et prenez 10 longues et profondes respirations, en veillant à remplir d'air le bas de votre ventre, pas vos poumons ou votre cage thoracique.

3. Restez dans cette position et détendez-vous pendant quelques instants. Lorsque vous êtes prêt, enlevez lentement l'oreiller et relevez-vous en position assis. Il est tout aussi important de prendre son temps pour conclure cet exercice que de s'appliquer à respirer profondément pendant son exécution. Prenez tout votre temps pour conclure l'exercice.

J'ai décidé de prendre soin de moi et j'ai créé une routine de méditation et de yoga à laquelle je me suis astreinte. J'ai également commencé à prendre le temps de préparer des repas nourrissants à la maison. Je me suis demandé, franchement, si mes actions et mes choix me guidaient dans la direction que je voulais emprunter. En ma qualité de professeur de yoga, j'apprenais à mes élèves à acquérir de l'aisance et de la souplesse et à trouver un équilibre dans leur vie, mais la mienne ne suivait absolument pas les préceptes que j'enseignais.

J'ai pris la décision de simplifier ma vie. J'ai restructuré mon activité. Finis les cours magistraux, les ateliers et les formations. Place aux cours interactifs et à des plannings de cours gérables. Côté déplacements professionnels, j'ai commencé à allonger mes séjours pour prendre le temps de connaître les personnes que je rencontrais et de découvrir les endroits où je me rendais, au lieu d'essayer de caser le plus d'événements possible dans une visite en coup de vent. Après environ un an à ce rythme, j'ai constaté que je me sentais apaisée, recentrée, équilibrée et euphorique. Je suis tombée enceinte de Daisy et ma vie a cessé de tourner autour de ma petite personne.

Après la naissance de Daisy, j'ai ressenti un besoin encore plus pressant de ralentir. Il est important pour moi de passer beaucoup de temps avec elle et j'ai donc adapté ma vie professionnelle en conséquence. J'ai la chance d'avoir Mike à mes côtés, dans la vie et au travail, et nous avons trouvé un équilibre parental qui fonctionne pour nous. Vous avez très peu de temps libre lorsque vous avez des enfants en bas âge et il peut être difficile de conserver une routine qui permet de prendre soin de soi. Certaines choses sont juste irréalistes lorsque vous avez des enfants, comme beaucoup dormir lorsque vous avez un nouveau-né ou avoir beaucoup de temps seule à méditer. Mais après la naissance de Daisy, j'ai découvert un nouvel équilibre au niveau des routines qui me permettaient de prendre soin de moi, entre celles que je pouvais laisser tomber pour l'instant, et celles qui étaient non négociables. Aujourd'hui, avec un enfant en bas âge, mes activités non négociables sont la méditation quotidienne et le yoga, même si elles ne durent que 10 minutes certains jours. Préparer des repas nourrissants et me laisser du temps pour explorer mes hobbies et mes centres d'intérêts, en général en lisant un livre sur les arts d'Asie orientale avant d'aller au lit, sont des activités tout aussi importantes à mes yeux.

Ce ne sont pas de gros bouleversements mais cela m'a permis de faire le tri entre ce dont je pouvais me passer et ce que je devais conserver dans ma routine à différents moments de ma vie. Côté travail, j'ai abandonné les projets qui ne m'emballaient pas outre mesure et cela a libéré de la place pour les choses que j'aimais vraiment.

Lever le pied avait toujours été ma plus grosse peur, comme si tout allait s'effondrer si j'arrêtais de travailler comme une dingue. En réalité, cela a eu l'effet inverse. Dès que j'ai commencé à lever le pied et laissé tomber tout ce qui n'était plus une priorité, ma vie professionnelle et ma vie personnelle sont devenues toutes les deux beaucoup plus stables. Cela a été une surprise incroyable pour moi. J'ai découvert, et j'espère que vous le découvrirez à votre tour, que lever le pied permet d'apprendre à se connaître et à identifier nos besoins à différents moments de notre vie, et qu'il fallait être ouvert au changement.

Ce mode de vie plus équilibré n'est pour moi pas une finalité. Je le vois plutôt comme une nouvelle route que j'ai empruntée. Mon travail est toujours important mais il est devenu un voyage qui complète le reste de ma vie, au lieu d'en être l'épicentre. J'instaure des règles pour éviter que mon travail empiète sur le reste de ma vie et je libère du temps pour mes passions et pour les personnes qui comptent pour moi. Et tout cela m'apporte beaucoup de choses dans ma vie professionnelle et nourrit ma créativité.

engager un thérapeute énergétique

Si vous envisagez de louer les services d'un thérapeute énergétique pour retrouver votre équilibre, comme je l'ai fait lorsque j'ai sollicité l'aide de Sam Berlind, vous devez trouver quelqu'un qui puisse résoudre vos problèmes. Que vous cherchiez un praticien shiatsu, un acupuncteur ou un autre thérapeute, demandez à des amis et des connaissances en qui vous avez confiance s'ils auraient quelqu'un à vous conseiller. Le bouche-à-oreille est souvent plus efficace que d'ouvrir Google et de taper « thérapeute près de chez moi ».

Considérez votre première séance comme une occasion de voir si vous êtes à l'aise pour travailler avec ce praticien. Il doit vous interroger sur vos antécédents médicaux, vous poser des questions sur votre santé globale et votre bien-être, prendre le temps d'écouter vos réponses et être prévenant. Si quelque chose dans l'approche de votre interlocuteur ou dans le traitement vous perturbe, n'hésitez pas à le dire et ne vous sentez pas obligé de revenir pour une deuxième séance si vous avez un mauvais feeling. De même, autorisez-vous à quitter la séance en plein milieu si vous ne vous sentez pas à l'aise.

Ne vous ajoutez pas un stress financier. Un bon thérapeute a besoin de clients réguliers et de recommandations et ne devrait pas vous réclamer une somme outrancière. Si le prix est un motif d'inquiétude ou de stress pour vous, demandez-lui quelles sont vos options de paiement et s'il propose un tarif dégressif. Les bons thérapeutes le font. N'hésitez pas à vous renseigner auprès de votre mutuelle ou de la sécurité sociale pour savoir si ces organismes ne prendraient pas en charge une partie des honoraires d'un thérapeute énergétique.

Trouver le bon équilibre entre vie professionnelle et vie privée : est-ce vraiment possible ?

La réponse est oui, à condition d'instaurer quelques règles. Que vous travailliez à plein temps ou à mi-temps, chez vous ou dans un bureau, dans une profession créative ou dans un environnement professionnel un peu plus guindé, vous devez établir une frontière entre votre vie professionnelle et le reste de votre vie. Vous devez avoir des plages horaires pendant votre journée et votre semaine pendant lesquelles vous êtes véritablement hors service. Une fois ces règles instaurées, il y aura, bien sûr, des exceptions, des moments où vous devrez répondre à un email professionnel ou passer un coup de fil après vos heures de travail dédiées. Nous savons tous à quel point il est facile de laisser la vie professionnelle empiéter sur le reste, de consulter et de répondre à des emails à toute heure du jour, de la nuit et du week-end. Cela exige une véritable prise de conscience suivi de choix délibérés de votre part pour instaurer ces limites, pour votre bien. Instaurer des règles saines vous mettra sur la voie qui vous permettra d'atteindre vos objectifs les plus importants.

Dans les pages suivantes, vous trouverez certaines des routines que j'ai conçues pour éviter que ma vie professionnelle empiète sur ma vie privée. Elles sont à mes mesures ; vous voudrez peut-être les adopter ou les modifier pour les adapter à vos besoins et à votre emploi du temps. Mon principal conseil, si vous souhaitez mettre en place ces routines, est de commencer petit. Si vous opérez trop de changements tout de suite, vous risquez de jeter l'éponge très rapidement et de vous cacher sous la couette pour consulter votre téléphone. Commencez par un seul changement, par exemple, aucun appel téléphonique ou email après une certaine heure le soir, ne dérogez pas à cette règle et vous constaterez que cela a un effet de propagation surprenant dans votre vie, ouvrant la voie à d'autres nouvelles habitudes saines. Faites un deuxième changement et ainsi de suite.

Yoga du matin et méditation

Quoi que me réserve ma journée, ma séance de yoga du matin qui précède ma séance de méditation, sont non négociables. Pour moi, cette partie de ma journée est plus importante qu'une douche. Parfois je les cale à mon réveil et parfois au milieu de matinée, après que j'ai préparé le petit déjeuner pour tout le monde. Je me laisse une certaine latitude quant à l'heure mais ces deux séances doivent être faites dans la matinée avant de commencer ma journée et elles doivent durer au minimum 10 minutes. Je sais que je peux toujours trouver au moins 10 minutes, même pendant les journées les plus remplies. Lors de ces journées chargées, je règle un timer sur 10 minutes et j'attaque les exercices dont je pense avoir besoin et je termine par une brève méditation. Les jours où je dispose de davantage de temps, je ne règle pas le timer et je continue pendant 20 minutes, voire parfois une heure. Je vous conseille de faire la séquence « yoga remise en forme » page 237 et d'enchaîner avec cette routine de méditation matinale que j'adore.

Heures de travail

Étant à mon compte et travaillant chez moi, dans un bureau, dans des avions et presque partout, je dois instaurer mes propres règles et fixer mes heures de travail. Il serait facile pour moi de rester debout à travailler trop tard et de reprendre là où je me suis arrêtée à la première heure le lendemain matin mais me connaissant, j'ai instauré quelques règles. Le matin, je ne consulte pas mes emails et je ne fais rien en rapport avec le travail avant d'avoir effectué mes 10 minutes de yoga et de méditation. S'il y a quelque chose de véritablement urgent, je ferai une exception mais je déroge très rarement à cette règle. Même chose le soir : il m'arrive souvent de travailler un peu après l'heure de coucher de Daisy mais en lieu et place d'une séance interminable, je me prépare une tasse de thé et je m'alloue une fenêtre de 2 heures maximum. Cela m'évite de me laisser déborder ; je suis plus efficace et cela me laisse suffisamment de temps pour me détendre avant de me mettre au lit et avoir une bonne nuit de sommeil.

J'aime beaucoup communiquer avec les membres de notre communauté Strala qui sont disséminés dans le monde entier. Les professeurs et les élèves m'envoient tout le temps des sms pour discuter, faire le point et me poser des questions sur leur travail. Je pourrais facilement passer toutes mes journées à envoyer et répondre à des messages mais, là aussi, j'ai instauré des règles. Je m'efforce de ne lire et répondre qu'aux chats et aux textos professionnels pendant mes heures de travail dédiées. Il m'a fallu un peu de temps pour surmonter ma crainte de vexer mes interlocuteurs si je les faisais patienter un jour ou deux avant de leur répondre. J'ai constaté qu'en réalité, ce n'était pas le drame que je m'en faisais. Si je ne peux pas répondre pendant quelques jours, mes interlocuteurs semblent l'accepter et savoir que je prendrai contact avec eux lorsque je serais en mesure de le faire. J'aime à penser qu'instaurer ces règles aideront d'autres personnes à faire de même.

Promenade de l'après-midi et période d'introspection

J'essaie de trouver le temps pour faire, tous les jours, une promenade introspective en début d'après-midi. Je suis obligée d'y renoncer certains jours mais j'en fais au minimum trois ou quatre par semaine. J'essaie de faire cette promenade après le déjeuner. Elle dure au moins 10 minutes mais je peux marcher plus d'une heure si je dispose de davantage de temps. En marchant, je m'autorise à rêver éveillée, à penser

routine détox esprit :
Méditation pour un équilibre harmonieux entre vie professionnelle et vie privée

C'est une excellente routine à inclure dans votre séance de méditation matinale, surtout pendant les périodes de stress au travail lorsque vous avez besoin de vous recentrer sur vous-même et de retrouver un équilibre. Assurez-vous d'avoir toujours un cahier à portée de la main pour cette routine.

1. Asseyez-vous confortablement. Prenez un instant pour écouter votre respiration. Faites particulièrement attention à vos sensations. Est-ce que vous repérez certaines pensées et certaines sensations ce matin ? Est-ce que votre esprit pense immédiatement aux tâches qui vous attendent au travail ou est-ce que vous ressentez une sensation d'effroi ? En inspirant et en expirant, vous allez choisir une intention pour le type d'équilibre auquel vous aspirez entre votre vie professionnelle et le reste de votre vie. Pensez à une époque où votre vie professionnelle n'empiétait pas sur votre vie privée et où régnait une harmonie entre les deux. Visualisez à quoi ressemblait cette période et remémorez-vous cette sensation. Si vous n'avez jamais connu ce genre d'équilibre, imaginez à quoi cela ressemblerait aujourd'hui et quelle sensation cela vous procurerait. Conservez cette image en tête.

2. Revenez à votre respiration. Prenez un instant pour inspirer et expirer profondément. Notez vos sensations. Restez un instant assis calmement avant d'ouvrir les yeux.

3. Prenez votre journal et notez une description du type d'harmonie entre vos vies professionnelle et privée que vous venez juste de visualiser. Notez toutes les expériences et les sensations qui vous sont venues à l'esprit pendant la méditation. Réfléchissez aux petits changements que cette routine de visualisation peut vous conduire à effectuer dans vos vies professionnelle et privée.

à tout ce qui m'arrive et à être à l'écoute de mes sensations. Quelle que soit la saison, que je sois chez moi où en déplacement, j'essaie d'intercaler cette promenade entre deux activités pour m'octroyer une pause pendant ma journée de travail et me vider la tête. À mon retour, je me sens revigorée. Cette promenade me permet d'être productive tout au long de la deuxième moitié de ma journée. Je ne saurais que trop recommander cette habitude à tous ceux qui travaillent dans un bureau et qui, sans ça, n'ont pas beaucoup l'occasion de respirer beaucoup d'air frais ou de faire du sport pendant la journée.

Méditation du soir et étirement

Ma méditation du soir et ma séance d'étirements sont, elles aussi, un passage obligé. J'ai besoin d'ausculter mon corps et de faire quelques étirements pour éliminer les nœuds de la journée. Même chose pour les nœuds de cerveau avec la méditation. Je fais cette routine dans notre chambre, en général pendant que Mike se brosse les dents et se prépare à se coucher. La scène n'a rien de glamour mais cela n'a pas d'importance. J'ai juste besoin de quelques instants pour m'asseoir sur le sol, faire quelques étirements, décontracter mes muscles et enchaîner avec une courte méditation pour retrouver mon équilibre avant de me mettre au lit. Je n'ai aucun mal à glisser cette routine à la fin de la journée parce qu'elle me permet de me sentir tellement bien. Franchement, je n'ai aucune excuse de ne pas la faire ! Une séance d'étirement et une méditation à recommander ? Ma séquence « yoga récupération » page 242.

Quelles règles voulez-vous instaurer pour éviter que votre vie professionnelle empiète sur votre vie privée ? Prenez votre journal et dressez-en la liste. Voilà les règles « vie saine » permettant de trouver un équilibre entre vie professionnelle et vie privée que je conseille. Vous pouvez toutes les adopter ou choisir dans cette liste celle qui correspond à vos besoins.

règles « vie saine » pour un équilibre harmonieux entre vie professionnelle et vie privée

1. ***Avoir un hobby pour rétablir l'équilibre.*** Au lieu de stresser à propos de votre travail pendant votre supposé temps libre ou d'avoir l'impression de ne jamais complètement décrocher et d'avoir toujours la tête à moitié au travail, insérez dans votre emploi du temps des périodes de non travail pendant lesquelles vous pourrez vous consacrer à votre nouveau hobby. Il y a plusieurs années, je me promenais avec Mike dans Soho et nous avons découvert un magnifique petit magasin de laine rempli de pelotes de toutes les couleurs qui ressemblaient à de la barbe-à-papa. Nous sommes entrés. Ils donnaient des cours de tricot et cela nous a plu à tous les deux – cela avait l'air tellement amusant. Nous avons donc appris les rudiments du tricot et depuis je tricote régulièrement des bonnets que j'offre à mes amis. Je n'ai jamais dépassé le niveau débutant et cela me convient parfaitement. Le tricot est un hobby amusant, relaxant et productif. Cela me permet aussi de méditer. C'est le hobby parfait pour moi. Vous devez trouver un passe-temps qui vous intéresse vraiment et que vous trouvez amusant. Inutile de remuer ciel et terre pour en trouver un. J'ai trouvé le mien en me promenant au hasard au moment où je m'y attendais le moins. Gardez les yeux et les oreilles ouverts pendant la journée et laissez faire les choses.

2. ***Avoir des conversations sans aucun rapport avec le travail.*** Les gens que vous rencontrez, les amis de longue date et les membres de votre famille ont des choses tellement plus intéressantes à vous dire que de vous parler de leur travail ! Faites-vous un devoir de discuter avec les personnes que vous rencontrez de tout sauf de leur métier. Discutez de vos lieux de villégiature préférés, des livres que vous avez lus, des films que vous avez vus, des causes qui vous intéressent, etc. C'est incroyablement important pour garder le bon équilibre.

3. ***Intégrer vos séances d'exercice et de méditation dans votre emploi du temps.*** Choisissez un moment dans la journée où vous savez que vous ne serez pas dérangé, au réveil le matin, avant de vous coucher ou comme pause au milieu de votre journée de travail et réservez-le en priorité à vos séances quotidiennes d'exercice et de méditation. Vous avez besoin de ce moment pour être à votre écoute et passer du temps avec vous.

4. ***Passer du temps avec des amis qui sont différents de vous.*** Il est si facile de passer du temps avec les mêmes amis, de faire les mêmes choses. C'est très agréable pour le réconfort que cela nous procure et ce sentiment d'appartenir à une famille que nous avons choisie, mais vous devez également passer du temps avec des amis qui sont différents de vous. Sortez de votre zone de confort en rejoignant les cercles qui gravitent autour des personnes que vous admirez et qui sont différents de vous, par leur nationalité, leur origine sociale ou leurs expériences de vie. Si tous ceux que vous côtoyez vous ressemblent, ont les mêmes idées que vous et font les mêmes choses que vous, vous devez interpréter cela comme le signal que vous avez besoin d'élargir votre cercle d'amis.

5. ***Lire des livres qui ne sont pas en relation directe avec votre travail.*** C'est tellement facile de ne lire que des livres en rapport avec votre domaine d'expertise, surtout si vous aimez votre travail. Il est difficile de ne pas consacrer tout votre temps de lecture à enrichir sa base de connaissance. Osez vous aventurer dans une autre partie de votre librairie préférée et laissez-vous séduire. Demandez des conseils de lecture à des personnes que vous admirez et qui sont différents de vous, par leur nationalité, leur origine sociale ou leurs expériences de vie et offrez-vous le plaisir de vous évader et d'être inspiré par un excellent livre.

6. ***S'octroyer des vacances ou des évasions d'une ou plusieurs journées.*** Même si vous adorez votre travail, il est essentiel pour votre bien-être de prendre, de temps en temps, un peu de distance vis-à-vis de celui-ci. Que cela soit une semaine à la plage, quelques jours à la maison ou un jour pour vous, prévoyez régulièrement quelques escapades. (Les vacances pendant lesquelles vous rendez visite à votre famille sont des moments merveilleux mais elles n'entrent pas dans cette catégorie.)

7. ***Bloquer une date pour faire quelque chose de spécial en famille ou avec des amis.*** Retrouvez un ami pour une promenade et prenez une direction dans laquelle vous n'avez pas l'habitude d'aller. Réunissez toute votre famille et cuisinez quelque chose que vous n'avez encore jamais préparé. Emmenez votre famille et vos amis dans un parc près de chez vous dans lequel vous n'avez pas l'habitude de vous rendre. Allez à un cours de danse collectif, une lecture de poésie ou une exposition avec un ami. Découvrir et apprendre de nouvelles choses en compagnie de ceux que vous aimez est particulièrement valorisant.

8. ***S'octroyer un jour ou un après-midi pour buller.*** Nous aimons être productifs mais vous ne devez jamais oublier que vous octroyer des périodes d'improductivité est également utile. Suivez votre instinct et prenez une demi-journée, un après-midi ou un jour entier pour vous détendre et buller lorsque vous en avez besoin. Tout ce que vous avez bâti ne va pas s'effondrer si vous vous absentez un peu pour prendre du bon temps. Allez voir un film, faites une sieste ou prenez un long bain à la mi-journée. Appuyer sur le bouton « réinitialiser » de temps en temps est nécessaire pour votre bien-être.

9. ***Faire du sport avec des amis ou des membres de votre famille***. Pratiquer une activité sportive avec des personnes à qui vous tenez peut être très amusant et une source de motivation. Cela vous permet de rester focalisé sur ce que vous faites et d'éviter que votre esprit s'égare du côté de la case travail. Essayez une séance de marche rapide, du jogging, une séance de yoga à deux ou un cours collectif. Faire du sport avec un ami proche ou un membre de votre famille vous permet, au final, d'être tous les deux en meilleure forme.

10. ***Repasser régulièrement en revue vos objectifs importants***. Il est important de se remettre en tête les véritables raisons pour lesquelles vous faites tout cela. Aimez-vous votre travail ou est-ce seulement un tremplin vers un objectif plus important ? Restez fidèle à vos principes et à vos objectifs importants et ne perdez jamais de vue les raisons pour lesquelles vous passez autant de temps au travail. Sans ces phases de réflexion, il est très facile de faire toujours la même chose et de devenir un perpétuel insatisfait.

Détox numérique : il n'y a pas que vos appareils numériques dans la vie

Vous rappelez-vous de cette époque où aucun appareil n'était à portée de vos doigts, prêt à répondre à toutes vos questions avec une recherche sur Google, vous alerter de la présence de nouvelles mises à jour et de la réception de textos, ou vous donner l'envie d'être fourré sur les réseaux sociaux ? Vous êtes peut-être tellement jeune que vous n'avez pas connu la période dont je suis en train de parler ! Si, comme moi, vous avez grandi dans les années quatre-vingt et quatre-vingt-dix, vous vous souvenez de ce que l'on ressentait quand nous étions complétement perdus dans un livre ou dans notre imagination sans jamais être dérangé par le moindre appareil numérique. Adolescente, il m'arrivait vraiment de *marcher* jusqu'à la maison d'une amie après l'école pour voir ce qu'elle faisait. Il m'arrivait de téléphoner avant, mais rarement. Lorsque j'avais une question sur tel ou tel sujet, il n'y avait pas de Google. Je sortais un énorme volume de la *World Book Encyclopedia** que j'ouvrais à la page voulue et je trouvais ma réponse dans le texte et les photos brillantes. À l'époque, personne n'aurait pu imaginer un monde où au lieu de rendre visite à un ami, nous pourrions rester assis à maison et lui envoyer des textos ou discuter avec lui sur Snapchat.

Les choses ont vraiment changé. Lorsque j'ai obtenu mon permis de conduire, à seize ans, je vivais à Morris, une petite ville dans une région rurale de l'Illinois. Je conduisais une Oldsmobile Delta 88 que j'empruntais à mes parents. J'adorais cette voiture. Elle avait un vieux lecteur de cassettes et un intérieur en fourrure rouge clair et, surtout, elle était assez grande pour que tous mes

---

** Encyclopédie américaine dont la première édition, constituée de 8 volumes, a été publiée en 1917. La dernière en 2021 est constituée de 22 volumes. (NDT)*

amis puissent tenir à l'intérieur. Lorsque je la prenais pour me rendre à l'école, à mon boulot après les cours ou à un cours de danse, mes parents me rappelaient d'emporter notre *téléphone portable*. C'était en 1997 et, à l'époque, les téléphones portables étaient logés dans un énorme étui noir qui leur donnait des allures de bagage à main. Je ne devais utiliser le téléphone de la voiture qu'en cas d'urgence absolue, si la voiture se retrouvait dans le fossé sans que personne ne s'arrête pour m'aider. Je n'ai jamais utilisé ce téléphone à cause du montant prohibitif qu'auraient dû débourser mes parents. Et, heureusement, je n'ai jamais eu besoin de le faire. Parfois, je repense à la sécurité que les téléphones de voiture jamais utilisés offraient. C'était rassurant de savoir que si quelque chose arrivait, je pouvais décrocher le téléphone et appeler à l'aide.

Aujourd'hui, la technologie semble avoir l'effet inverse. Elle est source d'insécurité et d'anxiété. Au lieu de nous faciliter la vie, elle nous donne juste plus de travail. Les options et les possibilités sont infinies, ce qui nous a rendus moins attentifs et plus stressés. Nous avons constamment le nez collé à nos téléphones dans l'attente d'une mise à jour, de cet afflux de dopamine que nous ressentons lorsque quelqu'un aime notre nouveau post Instagram. La technologie a complétement changé notre façon de nous percevoir et notre relation avec le monde qui nous entoure. Il est devenu très difficile d'avoir une relation saine avec nos appareils numériques. Mais c'est possible. Nous devons juste nous souvenir d'une vérité fondamentale : l'univers ne se limite pas à notre téléphone ! Le monde est immense. Sortez, rencontrez d'autres personnes, découvrez la nature et amusez-vous.

Couper le cordon avec ses appareils numériques

Nous pouvons changer nos habitudes vis-à-vis de la technologie mais nous devons au préalable avoir le désir de changer. Quelles sensations voulez-vous ressentir après avoir utilisé votre téléphone, votre ordinateur et vos autres appareils ? Que voulez-vous que ces appareils vous apportent ? Vous avez deviné : notez tout cela ! Voilà quelques exemples :

- Je veux avoir la sensation que j'utilise un appareil numérique pour améliorer ma créativité et non pas la réduire.
- Je veux me sentir en contact avec mes amis et être inspiré par ceux que je suis, pas jaloux ni épuisé après avoir vu et consulté autant d'informations.
- Je veux avoir l'impression d'être informé et énergisé par ce qui se passe dans le monde, pas obsédé ni submergé par le flux incessant d'informations et les opinions et commentaires de tout le monde.
- Je veux trouver de l'inspiration sur le plan professionnel et enrichir mes connaissances pour améliorer mes compétences.

DÉTOX DIGITALE ESPRIT SAIN

Vous avez des habitudes numériques en conflit avec vos objectifs ? Adaptez le temps passé devant un écran et l'utilisation des appareils numériques aux sensations que vous voulez ressentir. L'Américain moyen consulte son téléphone quatre-vingt fois par jour. C'est une statistique alarmante. Vivre sa vie n'a rien à voir avec *partager* le moindre instant de votre vie. Voilà quelques routines de détox numérique que vous devez instaurer tout au long de votre semaine de détox mentale, pour vous aider à reprendre le contrôle et retrouver votre créativité, votre tranquillité d'esprit et votre vie.

Instaurer une routine matinale sans écran

Une routine matinale saine est essentielle pour donner le ton au reste de votre journée. Je branchais mon téléphone sur la prise à côté de ma table de nuit pour qu'il se recharge pendant que je dormais et je me précipitais dessus à mon réveil le matin (ou au milieu de la nuit lorsque je n'arrivais pas à dormir !). Ce n'était pas une habitude saine ! Aujourd'hui, la première règle de ma routine matinale sans écran est de dormir *sans* mon téléphone. Je le recharge dans une autre pièce et vous devriez faire de même. Au réveil, avant même de sortir du lit, je fais ma routine de respiration *détox esprit* mentionnée au début de ce chapitre. J'enchaîne par une routine de 10 minutes d'exercice physique et de méditation, en général avant de préparer le petit déjeuner pour tout le monde. L'un de nous deux va réveiller Daisy et la prépare pour le petit déjeuner. Nous n'avons pas de règle stricte, cela dépend de la suite de la journée. Nous prenons le petit déjeuner ensemble et nous discutons un peu avant que Mike emmène Daisy à l'école et que je commence ma journée de travail. C'est là que je prends mon téléphone pour la première fois de la journée.

Quel que soit l'emploi du temps de votre matinée, vous ne devez jamais consulter votre téléphone à votre réveil. Laissez votre téléphone hors de votre chambre. Vous ne pouvez pas consulter quelque chose qui n'est pas dans votre chambre. Vous aurez peut-être beaucoup de mal à vaincre l'addiction de consulter votre téléphone dès que vous ouvrez les yeux. Ne soyez pas trop dur avec vous et continuez d'essayer. Mettez en place une brève routine matinale qui vous sied et admettez une bonne fois pour toutes que les informations contenues dans votre téléphone seront encore là lorsque vous déciderez de le consulter.

Beaucoup d'entre nous gardent leur téléphone dans la chambre la nuit parce qu'ils l'utilisent comme réveil. Est-ce une bonne excuse ?

Débarrassez-vous de cette habitude inutile en investissant dans un réveil numérique ou analogique pour votre table de nuit. Cela peut vous paraître plus pratique d'utiliser votre téléphone mais c'est mauvais pour votre bien-être global.

Vous devez transformer votre chambre en un sanctuaire dévolu au repos et au sommeil. Votre routine matinale doit, elle aussi, devenir sacrée. Une bonne nuit de sommeil et une routine matinale consciente donnera le ton de l'intégralité de votre journée.

Instaurer des règles pour les réseaux sociaux, les sources d'informations et la télévision

Votre téléphone dispose de réglages qui mesurent votre utilisation quotidienne et hebdomadaire et vous alertera lorsque vous l'avez utilisé pendant un certain laps de temps. Cette fonction est également disponible sur de nombreuses applications. Prenez l'habitude de mesurer combien de temps vous passez sur votre téléphone. Dès lors que vous commencerez à y prêter attention, la quantité de temps que vous passez sur votre téléphone ou sur certaines applications pourrait vous surprendre. Je règle mon alarme Instagram pour qu'elle se déclenche après 30 minutes d'utilisation et c'est ma limite pour la journée. J'admets que la première fois, l'alarme s'est déclenchée très tôt dans la journée ! J'ai été estomaquée quand j'ai vu combien de temps j'avais passé sur Instagram. J'utilise l'application pour communiquer avec ma communauté yoga mais j'ai décidé que pour moi, 30 minutes suffisaient. Dès que j'ai fixé cette limite et que j'ai commencé à la respecter, je me suis rendu compte que je me racontais des mensonges en prétendant que c'était à des fins professionnelles alors qu'en réalité je faisais juste défiler les photos.

Pour les sources d'informations, il est bien sûr important de rester informé. Cependant, avec le rythme effréné auquel ces informations sont publiées de nos jours avec la couverture constante des événements – futiles ou importants – et notre accès apparemment illimité aux informations via des sources en ligne, imprimées et télévisuelles, cela peut très vite tourner à l'obsession malsaine. Pendant cette période de détox, limitez-vous à un créneau horaire, une heure maximum, qui sera dévolu à la consultation des informations, en ligne, en regardant un journal ou une émission d'informations à la télé ou en lisant un journal papier (en supposant qu'il reste encore des gens qui le font !).

Laissez votre téléphone à la maison

Pas forcément toute la journée et peut-être pas non plus un jour de travail. Commencez petit, le week-end, en laissant votre téléphone à la maison lorsque vous sortez faire une petite balade, lorsque vous vous rendez à un dîner ou à un événement. Cet exercice a pour but de vous apprendre à être présent et en paix avec vos pensées, que vous soyez seul ou avec une autre personne et, la pratique aidant, cela deviendra chaque fois un peu plus facile. Cela semble radical, je sais. Mais essayez au maximum, pendant cette période de détox, de n'utiliser votre téléphone que comme l'appareil d'urgence qu'il est.

Décollez le nez de votre écran : emportez un livre !

Nous avons tellement pris l'habitude de consulter nos téléphones en public, dans les transports en commun ou en faisant la queue dans un magazine que c'en est presque devenu un réflexe. Beaucoup vont même jusqu'à consulter leur téléphone en marchant dans la rue, un comportement des plus dangereux. Décollez le nez de vos écrans ! Cela ne vous apporte rien sans compter que cela draine votre énergie mentale. Emportez plutôt un livre et lisez-le dans le train qui vous emmène et vous ramène du travail ou pendant que vous faites la queue. Dans l'ascenseur, prenez le temps de respirer et profitez du silence pour faire le point avec vous-même ou dites bonjour à la personne à côté de vous ! Ces changements amélioreront considérablement votre bien-être et votre état mental.

Les écrans et les enfants

En ma qualité de mère d'une enfant de trois ans, c'est une question qui me trotte constamment dans la tête. Nous avons tous peur des dommages que les nouvelles technologies pourraient provoquer chez les jeunes enfants. Malheureusement, nous n'avons pas beaucoup d'études concluantes à notre disposition dans ce domaine, parce que la technologie évolue constamment et que ce phénomène est tellement récent. Mais il y a une chose dont nous pouvons être sûrs, c'est que nos enfants sont toujours en train d'observer ce que nous faisons. Si vous êtes constamment sur votre ordinateur portable ou en train de consulter votre téléphone, vous enseignez à vos enfants que votre appareil est le centre de votre monde. Vous devez absolument modifier vos habitudes et instaurer des règles vis-à-vis de l'utilisation d'appareils numériques avant de prétendre enseigner à vos enfants à bien utiliser ces appareils, et notamment distinguer le futile de l'important dans leur maniement.

Voilà quelques règles de base pour les enfants et le temps passé devant un écran.

Regarder ensemble

Il y a plusieurs excellents programmes éducatifs que Mike et moi laissons Daisy regarder mais la règle est claire : nous les regardons avec elle. Il y a une grosse différence entre regarder une émission avec votre enfant et lui donner un iPhone ou une tablette ou le mettre devant la télé pour l'occuper. Regarder ensemble vous permet de parler de l'émission, de chanter les chansons ensemble et, bien sûr, de se pelotonner l'un contre l'autre. Utiliser un téléphone ou une tablette est une activité qui isole celui qui s'y adonne, vous devez donc éviter le plus possible de donner à vos enfants un appareil numérique pour les occuper. Nous voulons tous que les autres nous accordent de l'attention, et donner notre attention à nos enfants est l'un des plus beaux cadeaux que nous puissions leur offrir. Il est important de ne pas se montrer trop rigide vis-à-vis des enfants et de la technologie mais nous devons également comprendre que si la technologie est addictive et provoque des fatigues oculaires aux adultes, elle doit avoir un effet similaire sur les enfants.

Proposer des alternatives sans écran amusantes

Établissez une liste d'activités sans écran amusantes bien que passées de mode, que vous faites déjà avec vos enfants ou que vous pouvez commencer à faire. Notez-les sur une feuille de papier et conservez cette liste sur la porte de votre réfrigérateur ou sur un panneau d'affichage afin de les avoir sous la main les week-ends ou les jours de pluie. Nos activités sans écran préférées à l'intérieur ? Préparer des cookies, faire des smoothies, jouer à cache-cache, éclater du papier-bulles et lire des livres d'images. Nous profitons également de la moindre occasion pour sortir. Nos activités en plein air préférées ? Dessiner avec des craies de trottoir, faire une promenade dans notre quartier, aller au parc ou encore jouer au ballon dans la cour. Dressez vos propres listes en fonction de l'âge de vos enfants, de leurs capacités physiques et de ce que votre famille aime faire !

Donner l'exemple

Les enfants sont capables de sentir lorsque vous êtes distraits, même si vous vous trouvez à l'autre bout de la pièce. Lorsque vous êtes en présence de jeunes enfants, faites très attention à votre rapport avec vos appareils numériques. Bien sûr, vous devrez parfois passer un coup de fil ou répondre à un email mais essayez au maximum de passer le moins de temps possible sur vos écrans lorsque vous êtes avec vos enfants. Et lorsque vous devez utiliser votre téléphone, ou un autre appareil, expliquez ce que vous faites. Par exemple, vous pouvez leur dire, « Là j'ai du travail à faire, mais dès que j'ai terminé, on pourra jouer ensemble. » Avec Mike, nous essayons de faire cela le plus souvent possible et, désormais, lorsque Daisy voit l'un de nous sur son téléphone, elle sait pourquoi et elle dit, « Papa travaille » et court jouer avec moi, ou l'inverse. Nous voulons qu'elle sache que nous utilisons ces appareils dans un but précis et que ce ne sont pas les choses les plus importantes dans nos vies.

ENTRETENIR SES RELATIONS

La dernière étape de votre détox mentale sera consacrée aux relations importantes dans votre vie avec les personnes que vous voyez tous les jours : les membres de votre famille, vos amis et vos collègues de travail. Pour perdurer, toutes les relations dans votre vie, avec un être cher ou un collègue, doivent reposer sur la communication et la confiance. Vous devez faire un travail sur vous pour maintenir le lien avec ceux qui vous entourent.

Pour entretenir de bonnes relations avec les autres, vous devez comprendre que nos relations avec eux sont le reflet des relations que nous entretenons avec nous-mêmes. Lorsque nos écosystèmes internes sont rongés par l'anxiété et le stress, il est difficile voire impossible d'établir une connexion avec ceux qui nous entourent. Que nous en soyons conscients ou pas, nous sommes tous des leaders grâce à l'énergie qui émane de nous, et cette énergie est contagieuse. Elle affecte tous ceux que nous rencontrons. Lorsque nous sommes en parfaite symbiose avec nous-mêmes, nous discutons spontanément avec des inconnus et ces conversations sont pleines de joie et d'espoir. Les interactions au travail sont pleines de sens et de passion. La vie de famille est amusante et revigorante. En revanche, lorsque nous nous sentons mal à l'aise et déconnectés de nous-mêmes, ou que nous sommes tendus, anxieux ou déprimés, cela aura des incidences sur nos relations avec les autres. Ces interactions seront tristes et pesantes ou remplies de tension et d'anxiété.

Gérer les casse-pieds

C'est à vous de changer ce genre de relations. Peut-être êtes-vous en mode « réaction » et vous rejetez la faute sur les casse-pieds que vous êtes obligé de côtoyer parce que vous absorbez leur énergie négative. Mais vous savez quoi ? Vous avez le pouvoir de changer vos relations avec votre entourage. Vous pouvez modifier la dynamique de vos relations en faisant un travail sur vous-même afin de vous préparer pour ces rencontres. Prenez le contrôle, affichez de la confiance et de l'énergie positive et décidez *d'agir* au lieu de réagir – et de réagir négativement – aux personnes difficiles et toxiques qui semblent vous pourrir la vie.

Je sais à quel point cela peut être difficile, croyez-moi. J'ai connu ça. Modifier la dynamique dans une relation dysfonctionnelle ne signifie pas que les individus pénibles de votre entourage vont devenir faciles à vivre du jour au lendemain. Mais vous pouvez changer la façon dont vous arrivez à ces rencontres et la façon dont vous y réagissez. Commencez par trouver un équilibre et une harmonie intérieure. Cette profonde symbiose avec vous-même se communiquera à vos relations avec autrui.

Votre relation avec vous

Rester en symbiose avec votre moi intérieur exige beaucoup d'efforts et d'attention. Vous devez régulièrement dégager du temps dans votre planning pour faire le point avec vous-même et réfléchir à vos objectifs et à ce que vous voulez accomplir dans votre vie. Cela commence par une routine matinale qui vous permet de vous sentir bien dans votre peau et plante le décor pour le reste de votre journée. Et cela continue en trouvant des moments tout au long de votre journée pour faire attention à votre respiration et réfléchir. Rester en symbiose avec vous-même est essentiel pour entretenir des relations saines avec les autres. Prendre soin de soi n'est pas une activité égoïste. C'est indispensable pour vous permettre de donner le meilleur de vous-même en toutes circonstances.

Quand on vit à cent à l'heure, il est inévitable d'entrer en collision avec son entourage et d'alimenter les conflits. Et, bien sûr, prendre le temps de réfléchir sur notre relation avec nous-mêmes est bénéfique pour notre entourage. Prévoir un peu de temps pour vous et pour faire le point dans votre routine quotidienne aura des conséquences positives sur toutes vos interactions.

La prochaine fois que vous avez un moment de libre et que vous sentez que vous êtes sur le point de succomber à une distraction

– consulter vos réseaux sociaux ou répondre à un email errant – regardez si vous ne pourriez pas plutôt prendre le temps de passer un moment avec vous. Je sais que voir quelqu'un assis seul dans un café, perdu dans ses pensées, sans avoir le nez collé sur son téléphone est un spectacle des plus rares de nos jours. Mais nous devons passer plus souvent un bon moment avec nous-même ! Profitez de ce temps de réflexion pour choisir une intention pour une sensation que vous aimeriez que vos relations vous procurent. Que vous souhaitiez davantage de créativité, de franchise, de soutien ou de sens, choisir une intention revient à éclairer le chemin qui vous conduira là où vous souhaitez vous rendre. C'est un pense-bête qui est là pour vous rappeler de vous montrer plus attentif pour améliorer toutes vos relations.

Voilà mes routines préférées pour retrouver une symbiose avec moi-même et cultiver le terreau qui me permettra d'entretenir de bonnes relations avec autrui.

Du temps seul

Prenez l'engagement de passer un peu de temps avec vous une fois par semaine. Un rendez-vous pendant lequel vous devez être seul avec vos pensées. Vous pouvez aller dans un café, sortir déjeuner ou dîner, et laissez votre téléphone chez vous. Soyez courageux ! Si sortir seul fait naître chez vous quelque complexe, je vous rassure, 99% du temps, personne ne fait attention à ce que vous faites. Tout le monde est absorbé dans ses propres pensées et son propre univers. Vous passerez inaperçu. Pendant ce rendez-vous en solo, soyez très attentif à votre respiration et à vos sensations. Vous laissez-vous distraire par votre environnement ? Êtes-vous à l'aise sans votre téléphone ? Notez tout – idées, pensées, sensations – et continuez de respirer profondément.

Promenades inspirantes

Les promenades sont un excellent moyen de se retrouver et de libérer votre créativité et votre inspiration. Si vous avez l'impression d'être dans une impasse ou de vous encroûter, changer d'environnement, booster votre débit sanguin et respirer de l'air frais en sortant faire une promenade peut faire des merveilles. Comme je l'ai mentionné page 45, j'aime faire une promenade introspective en début d'après-midi, tous les jours si possible et au moins trois ou quatre fois par semaine quand ce ne l'est pas. Vous pouvez faire ces promenades à un autre moment de la journée. Je sors faire une promenade inspirante chaque fois que je sens que j'ai besoin de prendre un peu de recul, y compris avant de donner un cours pendant une retraite de yoga ou une séance de formation ou encore, avant et après des réunions importantes pour laisser les idées affluer et me permettre d'être plus réceptive au feedback. N'attendez pas d'être confronté à un problème pour sortir faire une promenade inspirante. Faites-en une habitude et ajoutez une promenade introspective hebdomadaire d'au moins 30 minutes pour vous aérer l'esprit dans votre routine.

Journal de réflexions

Nous savons tous que tenir un journal peut être cathartique mais c'est également bénéfique pour vos relations. Vous allez donc vous donner une rédaction : écrivez quelques lignes dans votre journal à propos des relations, passées et présentes, dans votre vie qui sont, ou ont été, négatives et bénéfiques, et sur le genre de relations que vous souhaitez construire à l'avenir. Concentrez-vous sur ce que vous pouvez contrôler – vous – plutôt que sur l'autre. Dans des relations passées, comment auriez-vous pu gérer les choses différemment ? Comment auriez-vous pu instaurer des règles plus saines, être plus disponible, ou être plus présent et plus impliqué ? Avez-vous repéré certains schémas récurrents dans l'opinion que vous avez de vous et dans les relations que vous avez entretenues ? Si ces schémas récurrents ne sont pas à votre goût, que pouvez-vous faire pour les modifier ? Prenez le temps d'examiner vos relations avec des amis, des membres de votre famille, des partenaires amoureux, des mentors, des collègues de travail et de réfléchir à toutes les relations futures que vous aimeriez avoir.

Pratiquer l'écoute active

Mieux écouter reste un des moyens les plus efficaces pour améliorer nos relations. Dans une conversation, nous succombons trop souvent à deux travers : nous contenter d'attendre notre tour pour intervenir ou interrompre notre interlocuteur. Lors de votre prochaine conversation avec quelqu'un, essayez l'écoute active. Au lieu d'attendre d'avoir la chance d'en placer une pour répondre, *écoutez vraiment* votre interlocuteur. Tout en écoutant ce qu'il vous dit, observez son langage corporel et l'énergie qui émane de lui. Tout en écoutant activement, continuez de à respirer, surtout si la conversation s'anime ou si vous n'aimez pas ce que dit votre interlocuteur. Laissez-le terminer et prenez votre temps pour répondre. Soyez direct et aimable.

N'oubliez jamais que nous avons également l'habitude d'utiliser certains tics de langages – « genre », « ah » et « tu vois » – et qu'ils nuisent au message que nous essayons de transmettre. Prenez votre temps pour répondre. Parlez lentement et clairement. Lorsque vous sentez poindre l'envie d'utiliser un tic de langage, respirez et marquez une vraie pause. L'écoute active est une excellente habitude qui, la pratique aidant, améliorera vos relations, votre capacité à communiquer et votre confiance.

Entretenir les relations qui comptent pour vous

N'oubliez jamais que vous devez faire des efforts pour entretenir les relations avec les gens qui comptent pour vous et ne jamais leur donner l'impression qu'ils font partie des meubles. Qu'il s'agisse de votre relation avec votre conjoint, un ami proche, un membre de votre famille ou le collègue de travail avec lequel vous avez le plus d'atomes crochus, plus vous ferez d'efforts pour entretenir votre connexion avec ces personnes spéciales, plus vous recevrez de bonheur, de joie et de soutien. Il est tellement facile de ne plus faire cas de nos proches. Ils sont toujours là. Vous pourrez compter sur eux pour vous consoler ou vous accompagner à un événement. Passer du bon temps avec ces personnes, en dehors de vos interactions habituelles, doit être une de vos priorités.

Par exemple, cuisiner un repas spécial ensemble, uniquement pour montrer à cette personne l'importance que vous accordez au temps que vous passez en sa compagnie. Vous pouvez également organiser un atelier coloriage avec des amis. C'est ce que je faisais lorsque j'étais au conservatoire de danse. J'invitais des amis dans ma chambre dans mon dortoir à des ateliers coloriage et nous nous détendions ensemble avec un tas de livres à colorier, des crayons et une bouteille de vin. À la fin de la soirée, nous échangions nos « œuvres d'art » terminées et mes murs étaient tapissés de dessins très originaux et très bigarrés qui m'apportaient beaucoup de joie.

routine de méditation « se laisser transporter »

Impossible d'avoir des relations saines sans donner, recevoir et ce que j'appelle être « réceptif ». Cela signifie que nous devons être à l'écoute de nos amis, de nos collègues et des membres de notre famille afin de pouvoir être émus par leurs idées, leurs sentiments et leurs besoins. Nous voulons en retour que ces personnes demeurent réceptives à notre égard. Se montrer réceptif est à l'opposé d'un comportement rigide et inflexible. Les arbres sont réceptifs au vent. Vous imaginez à quel point il serait stupide pour un arbre de vouloir résister au vent ? Voilà un état d'esprit que nous pouvons acquérir grâce à une petite séance de méditation.

1. Asseyez-vous confortablement. Relâchez votre corps et mettez-vous à l'aise. Fermez les yeux.

2. Inspirez à fond profondément puis expirez à fond profondément. Continuez de respirer profondément, en inspirant et en expirant, et sentez comment votre respiration permet à votre corps de se dilater et vous apporte cette sensation de détente.

3. Laissez votre corps se déplacer légèrement dans la direction qui vous sied, en réponse à votre respiration. Si vous trouvez une position dans laquelle vous vous sentez engoncé, restez-y pendant quelques respirations profondes. Soyez attentif au moindre élément nouveau et au moindre changement pendant que vous respirez. Continuez votre exploration et bougez avec votre respiration pendant quelques instants. Ces respirations profondes vous montreront où votre corps a besoin

d'attention, laissez votre corps libérer les tensions et vous dire ce qui vous arrive sur le plan émotionnel.

4. Lorsque vous êtes prêt, recentrez-vous et immobilisez-vous. Dans cette position immobile, sentez votre corps continuer de se soulever et de redescendre très doucement avec votre respiration. Ce n'est pas un mouvement important, visible mais vous percevrez un léger soulèvement suivi par un léger affaissement, comme une vague. Vous êtes réceptif. Notez vos sensations.

Des exemples à suivre

Dans cette section, j'aimerais vous présenter des personnes que j'admire qui incarnent les routines *détox esprit* et les principes décrits dans ce chapitre. Inspirez-vous de la façon dont ces personnes extraordinaires vivent leur vie avant de commencer votre réinitialisation mentale ! (NB : Toutes les interviews publiées dans ce livre ont été réalisées avant la pandémie et l'instauration des règles de distanciation sociale.)

COURTNEY NICHOLS GOULD

Fondatrice de SmartyPants Vitamins, elle nous parle des règles vis-à-vis des écrans, des activités en famille et des latte au lait d'avoine

Courtney Nichols Gould, ancienne cadre supérieure d'une start-up dans les nouvelles technologies était directrice générale de Clear, la plateforme d'embarquement sécurisé dans les aéroports, avant de fonder son entreprise, SmartyPants Vitamins avec Gordon, une vieille connaissance qui est devenu son mari. Courtney et Gordon sont tombés amoureux en bâtissant leur entreprise. Ils se sont mariés et habitent désormais à Venice Beach, en Californie, avec les deux enfants de Gordon, Kylan, 17 ans et Oliver, 15.

Courtney réussit à faire ce qui paraît impossible : conserver un équilibre sur le plan personnel et professionnel en dirigeant une entreprise avec son mari et en ayant une vie de famille bien remplie avec sa famille recomposée. Courtney a une passion incroyable et une intégrité professionnelle rare. En 2012, il y a eu une pénurie mondiale de vitamine E naturelle, un ingrédient très utilisé dans les vitamines SmartyPants. L'entreprise disposait de 48 heures pour choisir entre une période de chômage technique de 6 mois ou utiliser de la vitamine E de synthèse dans leur produit. La version synthétique n'est pas dangereuse mais le corps l'absorbe moins bien que la vitamine E naturelle. Courtney a décidé de demander par email à ses clients laquelle de ces deux options ils préféraient. L'entreprise a clairement communiqué la situation et elle a reçu des réponses uniformes de leurs clients qui leur ont dit comprendre la situation et qui demandaient à SmartyPants de bien vouloir continuer à fabriquer les vitamines en utilisant la vitamine de synthèse en attendant que la version naturelle soit de nouveau disponible. Grâce à sa transparence avec ses clients, ce qui aurait pu être une crise s'est transformée en une façon d'établir une relation de confiance en la marque ; cette année-là, son chiffre d'affaires a enregistré une augmentation de 170 %. Elle fait preuve de la même franchise et de la même intégrité dans sa vie privée.

Quelles règles as-tu fixé à tes enfants en matière d'utilisation des appareils numériques ?

Nous avons quelques règles strictes à la maison. Pas de téléphone portable avant 13 ans, extinction des écrans 45 minutes avant de se coucher et jamais de téléphone à table – et cela vaut également pour leurs parents ! Cette dernière règle est ma préférée. J'adore ne pas avoir mon téléphone aux repas, que ce soit avec ma famille ou avec mes amis, et je pense que les enfants apprécient cette pause imposée. Pour le reste, nous essayons, mon mari et moi, d'apprendre à nos enfants à utiliser ces appareils avec discernement parce qu'en définitive, c'est leur capacité d'analyse qui leur sera le plus utile à long terme !

Quelles sont vos activités préférées pour passer du

temps en famille ?

Dîner ensemble, aller nous promener dans la nature et visiter de nouveaux endroits, des musées d'art par exemple. Et il n'y a pas de honte à s'affaler sur le canapé pour regarder un film ensemble après une longue journée bien remplie d'activités ; c'est un excellent moyen de voler des câlins et des baisers aux enfants quand ils grandissent ! Écouter des podcasts avec les enfants quand je les conduis à l'école. C'est un excellent moyen de les faire parler et d'avoir ainsi une idée de ce qu'ils pensent et de la façon dont fonctionne leur cerveau !

Comment recharges-tu ta créativité ?

En passant du temps dans un endroit où règne le silence – en promenant nos chiens à l'aube par exemple – ou en échangeant des idées avec un groupe d'amis autour d'un délicieux repas. Certaines des meilleures idées émanent de personnes intelligentes opérant en dehors de leur zone d'expertise. J'aime aussi beaucoup assister à des conférences pour me tenir au courant des nouvelles idées brillantes dans divers domaines.

As-tu une routine le matin ?

Je médite pendant 20 minutes, de préférence dans le fauteuil bulle dans la chambre de ma fille. Ensuite je bois une tasse d'eau chaude avec du citron et je sors promener les chiens, histoire de prendre une bonne suée. Je fais une halte au Cha Cha Matcha pour prendre un latte au lait d'avoine (mon péché mignon, cet endroit est ma nouvelle obsession). Je rentre à la maison pour me préparer et j'attaque ma journée. C'est ma routine du matin pour avoir un esprit serein et ouvert et me sentir bien dans mon corps et dans mon âme. Je sens la différence lorsque ma journée ne commence pas par cette routine.

SHELAH BERGBOWER

Agricultrice, elle nous parle de l'art, de la communauté et des leçons apprises à la ferme familiale.

Ma cousine Shelah dirige une exploitation agricole, à Newton, dans l'Illinois, dans laquelle travaillent plusieurs membres de ma famille élargie. Cette exploitation a été créée par notre arrière-grand-père maternel. Ses principaux bâtiments se trouvent au sommet d'un chemin de graviers derrière la maison de notre grand-mère. Quand j'étais petite, ma mère me racontait qu'elle cuisinait de copieux dîners pour ses quatre frères qui travaillaient tous à la ferme dès leur plus jeune âge. Tout le monde mettait la main à la pâte et travaillait dur. Shelah, qui est de la génération suivante, a elle aussi grandi au volant d'un tracteur et travaillé dans les champs dès son plus jeune âge, avec son père et ses frères, Todd et Tony. Tony a succombé aux sirènes de la grande ville et s'est installé à Saint-Louis après la fac. Mais vous trouverez généralement Todd et Shelah dans les champs ou en train de s'occuper du matériel de la ferme. Chad, son mari, n'est pas agriculteur. Ils ont deux enfants, Alex, 15 ans et Ethan, 20.

Nous avons toujours été très complices. Enfants, nous restions toute la nuit à boire du thé en faisant semblant d'être de grands patrons et de monter ensemble des projets artistiques. J'ai fini par rêver de la vie citadine mais Shelah a toujours adoré les chevaux, les grands espaces ouverts et les rythmes de la campagne. Elle a toujours un projet fun en cours avec ses enfants et elle fait du bénévolat au sein de sa communauté. Parmi les projets créatifs de Shelah, la rénovation d'une vieille ferme dans laquelle sa famille habite aujourd'hui et la construction d'une magnifique étable dernier-cri, avec des écuries et des jardins. Sur bien des plans, nos vies n'auraient pas pu prendre des directions plus différentes mais nous avons beaucoup de points communs, raison pour laquelle j'aime savoir comment elle parvient à trouver un équilibre.

Comment crées-tu un environnement de calme pour toi et ta famille dans un milieu aussi trépidant et stressant qu'une ferme ?

Le secret tient en un mot, organisation. J'essaie d'anticiper de façon à ce que toutes les petites choses de notre routine quotidienne soient prêtes avant même que la journée ne commence. Si nous pouvons éviter une crise le matin, être à court de dentifrice, par exemple, c'est une victoire. J'essaie également de préparer les repas de la famille à l'avance et de les conserver au congélateur afin d'avoir toujours quelque chose à mettre dans le four pour dîner à la fin d'une longue journée.

Comment trouves-tu l'inspiration créative dans la vie de tous les jours ?

J'ai travaillé dans une ferme toute ma vie et le travail à la ferme, c'est tout sauf une sinécure ! Je pense qu'il est important pour l'équilibre d'entretenir sa créativité. Dans notre petite communauté rurale, les enfants n'ont pas beaucoup d'opportunités pour exprimer leur créativité. J'ai décidé d'organiser des ateliers d'art tout au long de l'année pour y remédier. Si tu cherches l'inspiration, discute avec des enfants ! Ils sont complètement ouverts aux idées nouvelles. Ils ne sont pas limités par les concepts qui semblent nous paralyser à l'âge adulte. Comme je le dis souvent aux enfants qui assistent à mes cours d'art, vous seul avez le pouvoir de décider si votre projet est terminé et vous seul être capable de juger sa qualité. L'opinion des autres n'a aucune importance. L'important c'est ce qui vous rend heureux.

Qui a été une source d'inspiration pour toi ?

Notre grand-mère ! Elle avait l'habitude de me dire, « Je ne peux pas mourir aujourd'hui, j'ai trop de choses à faire demain. » Enfant, je me souviens m'être dit, « Qu'est-ce qu'elle a à faire ? Les grand-mères ne font rien. » Quand j'y repense aujourd'hui, je comprends à quel point elle était occupée, à me préparer des cookies que j'emmenais à l'école pour partager avec mes amis ou à empailler des animaux et à confectionner des poupées qu'elle donnait en cadeau. Je comprends aujourd'hui qu'elle passait son temps à investir dans les vies des autres. Je pense que c'est le plus grand objectif que quiconque puisse avoir dans la vie.

As-tu un rituel quotidien pour rester centrée ?

Ma routine quotidienne varie, selon la saison. En été, j'adore commencer la journée sur le porche avec une tasse de thé et mon chien, regarder le soleil se lever, quand les colibris virevoltent et que les chevaux de notre ferme se prélassent au soleil. Cela m'apporte un sentiment de paix. En hiver, je fais travailler mes mains : crochet, cuisine et peinture me permettent de me recentrer au calme.

2

Se réinitialiser : détox spirituelle

En étant dans la conscience nous transformons tout le « contenu » de nos vies.

— Ram Dass

À un certain moment dans nos vies, beaucoup d'entre nous commencent à chercher un sens plus profond à leur existence et une raison d'être. Nous nous posons des questions comme, « Est-ce que j'accomplis vraiment ce que je suis supposé accomplir ici-bas ? » ou « Est-ce que je traverse la vie comme un automate ? » Selon l'âge auquel cette remise en question survient, on appelle cette remise en question crise de la quarantaine ou de la vingtaine. J'appelle ce moment une « crise spirituelle ». La quête d'une raison d'être dans nos vies chargées peut être une source de stress et d'angoisse, mais je suis persuadée que chacun de nous connaît sa raison d'être. Il nous arrive de la perdre de vue en avançant dans la vie, lorsque cette dernière devient plus compliquée. Nous nous en approchons parfois et nous nous en éloignons de nouveau à différents stades de nos vies, à cause des circonstances externes et des attentes des autres. Mais elle n'est jamais bien loin.

L'objectif de la semaine 2 de votre voyage *Détox corps et esprit* est de vous permettre de renouer avec votre raison d'être ou, peut-être, de la découvrir. Avec nos emplois du temps bien remplis, il est parfois difficile de ne pas la perdre de vue. Souvent, nous laissons nos vies spirituelles et la quête de notre raison d'être pour plus tard, en pensant que cette partie de nous-même est un luxe que nous n'avons pas le temps de nous offrir. Il se peut aussi qu'un événement grave et dramatique – un événement dans notre vie qui sonne le réveil ou un moment où nous nous sentons au fond du trou – nous incite à renouer avec cette raison d'être. Mais nous n'avons pas besoin d'attendre que quelque chose d'aussi dramatique survienne pour emprunter le chemin de la spiritualité.

Pendant cette semaine, je veux que vous compreniez que vous devez, chaque jour, entretenir votre spiritualité. Je veux que vous vous sentiez en phase avec votre raison d'être dans tout ce que vous faites au cours de votre journée. À terme, je veux que ce soit cette raison d'être qui vous conduit, vous guide, vous motive, et vous soutient dans votre vie quotidienne, pendant les bons moments mais aussi pendant les moments difficiles. Dans ce chapitre, vous allez redécouvrir, de la façon la plus fondamentale, quelle est votre raison d'être, celle qui fait de vous cet être unique et merveilleux.

Même si nous n'en avons pas pleinement conscience, nous sommes tous des créatures spirituelles. Essayez de vous remémorer un moment de votre enfance où vous vous êtes senti complètement vous-même, détendu et à l'aise, inconscient des attentes des autres et inspiré. C'était peut-être lorsque vous faisiez quelque chose que vous adoriez, en vous adonnant à votre loisir préféré étant enfant. C'était peut-être un instant banal mais pendant lequel vous vous êtes réellement senti vivant. Peut-être étiez-vous allongé dans l'herbe dans le jardin derrière votre maison en regardant le ciel. Je me souviens d'un moment comme celui-là. Je devais avoir sept ans. J'étais assise dans le bois derrière ma maison et j'ai soudain pris conscience de ma nature profonde et de ma place dans ce vaste univers auquel j'appartenais. Je me souviens avoir complétement perdu la notion du temps. Mes sens physiques ont pris le dessus, les sons autour de moi sont devenus plus clairs et les couleurs plus brillantes. L'univers m'a révélé que j'étais venue au monde pour aider mon prochain, pour être à leur service d'une certaine manière et je me souviens m'être sentie heureuse, à cet instant, que ma vie présente un tel potentiel.

Je sais que cette histoire peut sembler un peu difficile à croire, surtout l'idée que cela me soit arrivé à sept ans. Mais la vérité, c'est que nous sommes tous capables de recevoir ce genre de messages de l'univers à propos de notre raison d'être à condition d'être réceptif et d'être prêt à l'écouter. Je crois que c'est ce moment, à l'âge de sept ans, qui m'a conduit à ma vocation de professeur de yoga, même s'il m'est arrivé de m'éloigner quelque peu de cette voie de temps à autre. C'est cette décision de transformer ma vie, de lever le pied et de revoir mes priorités dont je vous ai parlée dans le chapitre précédent qui m'a conduit à redécouvrir cette voie et ma raison d'être.

Renouer avec sa spiritualité à l'âge adulte peut se révéler une expérience d'une grande profondeur et d'un grand réconfort. Je comparerais cela à la sensation que vous pouvez ressentir en ouvrant le tiroir d'une commode dans laquelle vous redécouvrez votre pull-over préféré, usé juste ce qu'il faut. Vous l'enfilez et vous ressentez immédiatement une sensation inédite, revigorante et familière. Toutefois, nous rendons ce processus de redécouverte de notre spiritualité plus difficile qu'il devrait l'être. Souvent, nous ignorons notre spiritualité jusqu'à ce qu'une expérience douloureuse ou désagréable nous serve de rappel à l'ordre et nous renvoie à ce qui est vraiment important dans la vie. Il est facile de traverser la vie en mode pilotage automatique, en ignorant ce qui nous ne nous sert pas, jusqu'à ce que quelque chose nous stoppe brutalement. Que ce rappel à l'ordre survienne sous la forme d'un *burnout*, d'une maladie ou d'une tragédie, cela nous met en action et nous oblige à changer. Certains d'entre nous ont besoin de plusieurs rappels à l'ordre. Un de ses chocs nous incite à nous mettre en quête de quelque chose de mieux mais l'envie de changement s'estompe. Très vite, nous retrouvons nos vieilles habitudes. Parce qu'il plus confortable de s'enfermer dans sa routine même si cela ne fonctionne pas, nous nous obstinons dans cette voie.

Mon ami Stu vivait ainsi, alternant entre les choix de styles de vie malsains qui le desservaient et des phases d'« éveil » spirituel pendant lesquelles il était en symbiose avec sa raison d'être. Stu était un mec génial qui avait un cœur d'or. D'un naturel extraverti, il était d'une grande sociabilité. Pendant ses phases d'éveil spirituel, il débordait d'énergie, il cherchait des méthodes saines pour se nourrir et entretenir de bonnes relations avec son entourage. Avec son physique d'ours brun, aussi grand que large, Stu était aussi quelqu'un qui prenait certains risques avec sa santé. Son poids fluctuait considérablement entre les périodes où il était stressé et avait un régime alimentaire déplorable et celles où il était dans sa phase yoga et prenait grand soin de lui. Il avait un peu plus de quarante ans quand on lui a diagnostiqué un cancer.

J'allais le voir à l'hôpital puis chez lui pendant la première phase de son traitement. Je lui préparais quelques-uns de mes petits plats sains préférés. Nous échangions des plaisanteries, nous flemmardions et nous faisions du yoga. Stu est passé par des phases pendant lesquelles il voulait sincèrement changer son style de vie. Il jurait qu'il voulait faire tout ce qui était nécessaire pour lutter contre le cancer en réduisant son stress, en mangeant davantage d'aliments à base de végétaux et moins d'aliments transformés et en pratiquant le yoga plus régulièrement. Mais lorsque je lui ai rendu visite à l'hôpital pendant la deuxième phase de son traitement, il n'avait plus l'air aussi motivé à rester sur le droit chemin et il semblait déphasé. Je l'ai senti sur la défensive lorsque je lui ai demandé ce qu'il faisait pour rester en bonne santé. Il était toujours ravi de me voir mais il n'arrêtait pas de dire en plaisantant qu'il était impatient de sortir de l'hôpital pour pouvoir aller au fast-food – du Stu tout craché. Stu était mourant et nous savions tous les deux qu'il n'existait pas de soupe magique qui changerait cette triste réalité.

Dans le cas de Stu, il serait injuste de dire que des habitudes plus saines l'auraient empêché de contracter le cancer ou lui auraient permis de rester en vie une fois son cancer diagnostiqué. Il est important de comprendre que la santé dépend d'une multitude de facteurs, un mélange de choix de styles de vie et de prédispositions génétiques, et que même si nous faisons des choix sains, nos corps restent vulnérables à la maladie. Stu m'a appris une chose, pas sur les choix de style de vie, mais sur la spiritualité. Lorsque Stu était dans ses phases saines, il était pleinement en vie, conscient et en phase avec sa spiritualité. Les habitudes saines en constituent une partie mais elles ne sont pas une fin en soi. Lorsque nous passons notre temps à être obsédé par la recherche d'un style de vie sain, nous passons à côté de l'essentiel. Le véritable objectif est de conserver la santé afin de pouvoir vivre la vie que nous aimons et faire les choses qui nous comblent et nous apportent de la joie. L'histoire de Stu nous rappelle que la vie est un cadeau magnifique et que nous ne savons jamais pour combien de temps nous pourrons encore en profiter.

Je me demande souvent si c'était fatigant pour Stu d'alterner ente ses phases destructrices et ses phases d'éveil spirituel. Je me demande combien de chances chacun de nous dispose de s'éloigner de sa raison d'être et de la retrouver. Je chéris les souvenirs que j'ai de Stu et les moments de joie que nous avons partagés. Penser à lui me rappelle de ne pas perdre ce lien avec ma raison d'être et, lorsque je me surprends à m'en éloigner, de revenir dans le droit chemin.

Combien de fois vous surprenez-vous à penser, « Je serai plus heureux ou je prendrai mieux soin de ma santé quand ceci arrivera ou cela arrivera » ? Ce genre de raisonnement, surtout en matière de santé et de choix de style de vie, est un piège. Il s'agit de vivre selon un plan de vie différé. Si vous voulez vivre en ayant une véritable sensation d'être en phase avec vous-même et de bien-être, vous devez commencer à changer de vie aujourd'hui. Un de mes amis a passé beaucoup de temps avec le guide spirituel Ram Dass à la fin de sa vie. Il m'a dit que lorsque Dass a quitté ce monde, il n'avait plus « une goutte d'essence dans le réservoir », en d'autres termes il avait tout donné. Je crois que nous devons tous essayer de vivre ainsi, en restant en phase avec notre raison d'être, en aimant et en profitant de nos vies et des autres tant que nous sommes en vie et de quitter ce monde le réservoir vide.

Trouver votre flux spirituel

L'état de flux, également appelé « être dans la zone », est un état mental dans lequel un individu qui pratique une activité est complètement plongé et ressent un sentiment de totale concentration, d'engagement total et de satisfaction. Le psychologue Mihály Csíkszentmihályi a créé le terme « flux » en 1975 et c'est devenu un des principes phares de la psychologie positive. Le « flux » a été utilisé plus récemment dans un grand nombre de domaines mais le concept existe depuis plusieurs milliers d'années sous d'autres noms dans des religions orientales comme l'hindouisme, le bouddhisme, le taoïsme, et le soufisme, et est activé dans ces traditions par la méditation, la prière, les soins et les arts martiaux.

La méditation permet d'atteindre un état de flux que l'on appelle la « réponse de relaxation ». Ce terme a été inventé par le Docteur Herbert Benson, professeur de médecine de Harvard, pour désigner l'état de flux qu'il décrit dans son livre, *The Relaxation Response*. Benson définit la réponse de relaxation comme la faculté d'un individu à inciter son cerveau à émettre des signaux chimiques à son corps qui demandent aux muscles et aux organes de ralentir et qui augmentent l'afflux sanguin vers le cerveau. Dans les années soixante et soixante-dix, Benson a conduit plusieurs études qui ont montré que la méditation a des effets bénéfiques sur la santé, surtout chez les individus souffrant d'hypertension, en réduisant les niveaux de stress, en améliorant le bien-être et même en réduisant la tension et la fréquence cardiaque au repos.

La réponse de relaxation n'est ni plus ni moins que le contraire de la réponse au stress, cette réaction de lutte ou de fuite, et elle permet au corps de retrouver un métabolisme normal et de se régénérer. Plus nous passons de temps dans un état de réponse de relaxation et de flux, plus nous sommes en bonne santé physiquement et spirituellement en phase. Nos sociétés occidentales ont tendance à préférer les remèdes rapides au type de relaxation et de ralentissement que l'on retrouve dans les activités physiques ayant une composante mystique comme le yoga et la méditation. La plupart d'entre nous ne peuvent pas se rendre dans un ashram mais nous pouvons nous souvenir que nous pouvons ressentir les bienfaits de ces pratiques spirituelles lorsque nous ralentissons pour prendre le temps d'écouter notre corps au lieu de faire la sourde oreille.

Le flux est en nous. Il ne demande qu'à être activé grâce à ces pratiques. Nous l'avons tous ressenti un jour ou l'autre et il présente les mêmes propriétés que la mémoire musculaire, à savoir que nous y avons constamment accès. Je donnais un cours de yoga le matin à Deepak Chopra et à sa femme chez eux et j'adorais la façon dont Deepak décrivait l'état de flux activé par le yoga. Après une séance, il disait souvent que pendant notre routine, nous nous étions « délocalisés », en d'autres termes que nous avions vécu l'expérience d'être là à faire du yoga mais également d'être présent avec une plus grande sensation de conscience. Dans un état de flux, vous êtes présent mais vous avez également l'impression d'être partout à la fois.

J'aime faire une petite expérience quand je dirige une formation pour les enseignants de Strala. Je dirige une brève séquence de yoga et je choisis délibérément de le faire sans m'investir totalement. J'annonce les postures et je dis tout ce qu'il faut dire mais sans être en phase avec moi-même. Après l'exercice, je réunis tout le monde et je leur demande leur feedback. Il est facile de voir avant même que chacun prenne la parole que la séquence leur a paru étrange. Les élèves me confient qu'ils étaient impatients de voir l'exercice se conclure ; qu'ils se sentaient moins confiants et perturbés, ce qui les avait conduits à se précipiter pour enchaîner les poses et à devoir se reprendre. Ils ne se sentaient pas en phase avec eux-mêmes pendant la séquence. Je recommence ensuite la séquence, cette fois en me recentrant et en connectant mon corps et ma respiration, ce qui me permet d'être en phase avec mon environnement. Je me sens « en flux » avec la classe, comme si nous respirions ensemble malgré ma position de leader. La séance devient un ballet plaisant. Elle n'a plus rien à voir avec la séquence précédente où une figure autoritaire égrenait les instructions à un groupe désemparé qui suivait aveuglément sans écouter leur guide intérieur. Nous nous regroupons de nouveau pour discuter et, cette fois, le retour est toujours extrêmement différent. Les participants me disent qu'ils se sont sentis « dans le flux », qu'ils ont été capables d'en faire beaucoup plus physiquement et qu'ils auraient voulu que l'exercice continue lorsque j'ai annoncé sa fin.

Je fais cet exercice pendant mes formations pour montrer que l'état de flux est toujours présent mais qu'il est facile de le manquer si nous ne sommes pas totalement investis. La magie du yoga ne repose pas sur la séquence mais sur la connexion. Lorsque vous dirigez une séance de yoga ou discutez avec un tiers, votre connexion avec vous-même dirige les sensations de cette interaction. Votre connexion avec vous-même déclenchera l'état de flux et permettra à quelque chose de positif de survenir ou elle annihilera cet état de flux et limitera les possibilités.

SE FIXER DES OBJECTIFS SPIRITUELS

Pour fixer des objectifs à votre détox spirituelle, la première chose à ne pas oublier c'est que vous avez *déjà* une spiritualité, même si vous avez temporairement perdu le contact avec cet aspect de votre personnalité. Vous ne renouerez pas avec votre spiritualité en décorant votre maison avec des cristaux ou en méditant pour compenser le fait que vous vous comportez comme un crétin stressé la plupart du temps. La véritable spiritualité consiste à se souvenir qui vous êtes au plus profond de vous. C'est la façon dont vous vous comportez tous les jours avec vous et avec ceux qui vous entourent. Nos rapports quotidiens avec nous et avec les autres sont nos véritables routines spirituelles. Et la pratique quotidienne renforce les habitudes et nous rapproche ou nous éloigne de notre nature spirituelle.

En cherchant à atteindre vos objectifs spirituels, n'oubliez jamais qu'être en phase spirituellement ne signifie pas que vous devez porter des mâlâ et bénir tous ceux que vous croisez. Il s'agit de mener une vie qui soit en phase avec votre raison d'être et de vous sentir complètement conscient et reconnaissant d'être en vie et d'avoir la faculté d'utiliser votre temps et votre énergie pour vivre votre vie au maximum de votre potentiel. Votre spiritualité doit être à votre image. C'est un changement qui survient en interne, comme une lueur qui vous éclaire de l'intérieur.

Tout comme la détox mentale dans le chapitre précédent, la partie détox spirituelle de notre voyage durera une semaine. Les routines que je vous montrerai viendront s'ajouter à celles de détox mentales de la semaine précédente. Pendant notre semaine de détox spirituelle, je vous montrerai comment :

- ***Méditer :*** nous ferons disparaître les blocages spirituels et nous établirons une routine quotidienne de méditation pérenne.
- ***Lever le pied :*** nous nous efforcerons d'adopter un rythme de vie plus conscient et davantage en phase en respectant le rythme de la nature et en apprenant des routines qui favorisent l'introspection.
- ***Donner un sens à votre vie :*** nous insérerons des moments de conscience et de l'activité physique entre les tâches quotidiennes et nous nous débarrasserons des schémas de pensée négatifs.

Méditation

Les bienfaits de la méditation ont été démontrés dans de nombreuses études. Nous savons tous aujourd'hui qu'une séance de méditation quotidienne permet de réduire notre stress, de booster notre créativité et notre productivité et d'améliorer notre santé physique et notre humeur. Et pourtant, malgré tous ces bienfaits, combien d'entre nous s'astreignent vraiment à faire une séance de méditation quotidienne ?

Notez-le dans votre journal :

se fixer des objectifs spirituels

Quels sont vos objectifs spirituels ? Voilà quelques-unes des questions à vous poser au moment d'entamer ce processus qui vous permettra de renouer avec votre spiritualité. Prenez votre journal et notez vos réponses.

- Quelle sensation voulez-vous ressentir lorsque vous vous réveillez le matin ? Quels changements à votre vie voulez-vous faire afin de ressentir ces sensations ?

- Comment qualifieriez-vous vos interactions avec les autres en général ? Vous sentez-vous déconnecté des autres et facilement agacé ou est-ce que ces interactions vous donnent de l'énergie ? Quels changements pouvez-vous effectuer pour améliorer ces interactions ?

- Avez-vous l'impression d'avoir suffisamment de temps pour tout faire chaque jour ou ressentez-vous de l'impatience et de l'anxiété ? Quels changements pouvez-vous effectuer pour vous sentir mieux à propos de ce que vous êtes capable de faire en une journée ?

- Ressentez-vous votre raison d'être au quotidien ? Si tel n'est pas le cas, quels changements pourriez-vous effectuer pour renouer avec votre raison d'être ?
- Ressentez-vous une énergie qui soit créative et « dans le flux » chaque jour ? Sinon, quels changements pouvez-vous apporter à votre routine pour être plus souvent dans le flux ?

Lisez vos réponses. Celles-ci décrivent vos objectifs spirituels et les routines de ce chapitre – et tout au long du reste de ce livre – ont été conçues pour vous permettre de vous rapprocher de leur accomplissement.

Si la méditation était une boisson énergétique ou un complément alimentaire, nous en achèterions tous et nous l'avalerions quel que soit le prix exigé. Nous avons tellement pris l'habitude de vivre à cent à l'heure et de chercher des remèdes instantanés que nous sommes persuadés de ne pas avoir ne serait-ce que 10 minutes dans une journée pour nous asseoir et avoir une conversation avec nous-mêmes. Un des nombreux bienfaits de la méditation est que plus nous pratiquons régulièrement, plus il est facile de continuer de pratiquer. Vous devenez accro à la sensation agréable apportée par cette routine et vous continuez pour la ressentir de nouveau. Le plus dur, c'est de commencer et de continuer assez longtemps pour devenir accro. Cela vous aidera peut-être de savoir qu'avoir une raison précise pour méditer – par exemple vouloir vous énerver moins vite pendant les disputes avec votre conjoint – permet de pérenniser la pratique. Avoir une raison précise de méditer vous apporte une motivation plus forte pour continuer que de juste savoir que la méditation est *bonne* pour vous.

Lorsque vous établissez une routine de méditation, ne vous souciez pas trop des apparences. Ne vous inquiétez pas de savoir si vous méditez au bon moment de la journée ou si vous portez les bons vêtements. Tout ce qui importe, c'est d'avoir un endroit où vous asseoir tranquillement, confortablement et sans interruption pendant au moins 10 minutes par jour. Vaut-il mieux méditer plus longtemps que 10 minutes par jour ? Peut-être ; il n'existe aucun consensus entre les différentes écoles de méditation sur la durée permettant de retirer le plus de bienfaits. Mais il est admis qu'une pratique régulière de la méditation est plus importante que le nombre de minutes que vous passez en méditation chaque jour. Je préfère méditer dès mon réveil, pendant que tout le monde dort encore dans la maison, pour ne pas être interrompue et je ferai une séance l'après-midi si je peux trouver un moment seule, même si cela signifie m'enfermer dans la salle de bain !

Au début d'une séance, vous pouvez vous remémorer ce détail très sympa à propos de la méditation : méditer est quelque chose d'extraordinaire que vous pouvez faire pour votre corps qui ne requiert aucun régime alimentaire ou de sortir de chez vous pour aller à la salle de gym. La méditation active le « nerf vague » qui réduit le stress et peut guérir certaines affections. Plusieurs études ont montré que l'activation du nerf vague a des bienfaits chez des individus souffrant de migraines, de la maladie inflammatoire chronique de l'intestin, de dépression, d'arthrite et de beaucoup d'autres affections communes. Le nerf vague agit sur le cortisol (l'hormone du stress), la ghréline (l'hormone de la digestion), la quantité d'inflammations que produit le système immunitaire, et beaucoup d'autres processus internes qui affectent notre bien-être.

Il est presque impossible d'effectuer les traditionnelles séances de sport qui sont des facteurs de stress, celles avec les hurlements et le visage déformé, sans déclencher une réponse de stress (le contraire de l'activation du nerf vague et de la réponse de relaxation). Le stress a également des conséquences sur la façon dont votre corps consomme l'énergie : il est impossible de bien digérer et il devient beaucoup plus difficile de faire des choix alimentaires sains. Je vous conseille donc de faire l'impasse sur ces séances de torture car celles-ci vous enferment dans un cycle destructeur dans lequel vous continuez de compter les calories et vous éloignent de votre objectif de bien-être.

La méditation est une séance de sport pour votre cerveau qui active une zone du cortex cérébral appelé « insula » qui joue un rôle dans diverses fonctions liées à l'émotion et l'autorégulation, dont la douleur, l'amour, les envies et les addictions. La méditation est devenue très populaire auprès des anciens toxicomanes qui ont constaté qu'il s'agissait d'une méthode efficace de contrôler leurs pulsions addictives. L'insula facilite également notre concept de connaissance de soi dans le cerveau. Plus vous stimulez votre insula avec la méditation, plus vous renforcez cette zone de votre cerveau. Lorsque nous méditons, la zone de l'insula s'allume littéralement et est « activée », exactement de la même façon que la planche active notre ceinture abdominale pendant une séance de sport. Les études sur le fonctionnement de l'insula et le nerf vague sont très loin d'avoir livré tous leurs secrets mais les premiers résultats sur les bienfaits neurologiques de la méditation sont trop importants pour être ignorés.

Une dernière petite analogie avant de commencer. Tous les matins vous prenez peut-être une douche, vous vous brossez les dents, vous vous habillez et vous avalez un petit déjeuner avant de franchir la porte. La méditation doit rejoindre, elle aussi, ces activités matinales essentielles. Cela ne doit pas être quelque chose que vous ajoutez seulement lorsque vous avez un peu plus de temps le matin. Si vous commenciez votre journée sans prendre de douche ou sans vous brosser les dents, vous ne serez probablement pas dans votre assiette, n'est-ce pas ? Cela doit être la même chose pour la séance de méditation du matin, une fois que vous en avez fait une habitude. Ma séance de méditation du matin est devenue aussi importante pour moi que ma douche quotidienne. Vous pouvez, bien sûr, survivre à votre journée sans prendre de douche mais vous ne vous sentirez pas bien. Même chose pour la méditation : sans elle, vous survivrez mais vous ne prospérerez pas.

MÉDITATION DU MATIN : PRENDRE L'HABITUDE ET LA CONSERVER

Le matin est un excellent moment pour s'adonner à la méditation parce que cela peut donner le rythme du déroulement de toute votre journée. Elle n'aura peut-être pas le pouvoir de changer ce qui se passera pendant votre journée (« peut-être » étant le mot important dans cette phrase) mais cela changera votre façon de réagir aux événements auxquels vous serez confrontés en plus de vous aider à adapter vos réactions de la meilleure façon possible. Commençons par établir votre séance du matin et nous verrons ensuite comment reproduire la même magie à un autre moment de la journée, peut-être en milieu ou en fin d'après-midi, ou juste avant de vous coucher.

Vous pouvez méditer presque partout. J'ai traversé une phase où j'aimais méditer au lit, à mon réveil. Je m'asseyais littéralement sur mon lit dès que mon réveil sonnait et je méditais pendant 10 minutes avant de commencer ma journée. Mais le problème lorsque vous méditez dans votre lit, au réveil, c'est que vous risquez de commencer à penser à toutes les choses que vous avez besoin de faire pour commencer votre journée, au lieu de méditer en ayant l'esprit clair. Être assis et respirer tout en pensant à toutes ces choses reste bénéfique mais si vous préférez prendre une douche et vous habiller avant de méditer, c'est parfait.

Une autre option consiste à toujours avoir un tapis de yoga sur le sol à côté de votre lit. Ces derniers temps, c'est là que je fais ma séance de méditation, après la douche. Je tiens à préciser en passant que vous pouvez bien sûr apporter des modifications à votre lieu de prédilection pour votre séance de méditation matinale. Si vous avez l'impression que vous devez avoir un autel ou certains objets spéciaux pour vous mettre dans l'ambiance pour méditer, pourquoi pas, mais vous n'en avez pas le moindre besoin. Personnellement, je préfère la simplicité ; les réponses et la magie se trouvent à l'intérieur.

Entrons maintenant dans le vif du sujet : le *comment* est la partie facile. Il vous suffit de vous asseoir. Le défi, c'est ce qui se passe lorsque vous êtes assis. Il y aura des moments où vous serez tout simplement incapable de calmer votre esprit, où vous voudrez arrêter ce que vous faites, prendre votre téléphone, avaler votre petit déjeuner ou commencer votre journée. Il y aura des moments de frustration lorsque vous conclurez que vous ne devez pas « bien » méditer, que ça ne fonctionne pas. Il y aura également des moments où tout vous semblera OK voire même génial. Quelle que soit l'expérience que vous puissiez ressentir pendant une certaine séance de méditation, je peux vous assurer que vous n'êtes pas la seule personne à l'avoir ressenti. Une séance de méditation n'est pas « bonne » ni « mauvaise ». Que la méditation vous procure une incroyable frustration ou une sérénité totale, chaque fois que vous vous asseyez pour méditer, votre corps et votre esprit en retirent des bienfaits.

RESTER RÉCEPTIF

Une erreur que nous commettons fréquemment en méditant est d'essayer de rester assis parfaitement immobile, comme une statue. Au lieu d'essayer de vous asseoir dans une posture ou une pose dans laquelle vous ne vous sentez pas à l'aise parce que vous avez décidé que c'est à ça que doit ressembler la méditation, asseyez-vous confortablement. C'est le plus important. Par s'asseoir confortablement, je n'entends pas s'asseoir jambes croisées avec les genoux près du sol. Pour nombre d'entre nous, la position assis jambes croisées est incroyablement inconfortable. Pour d'autres, c'est la chose la plus naturelle du monde. Si vous trouvez plus confortable de vous asseoir sur le canapé, c'est parfait. Si vous pensez que vous asseoir dos à un mur est le plus confortable, c'est parfait. Si vous préférez la position à genoux, le séant sur les talons parce qu'elle est moins pénible pour vos hanches, c'est parfait.

Vous êtes unique. Avec un corps qu'il est important de respecter et auquel vous devez vous adapter. Se battre avec son corps n'est jamais une bonne idée. Vous n'avez aucune chance de gagner. Lorsque nous prenons la méditation trop au sérieux, nous finissons par nous contorsionner dans une position ou une posture qui nous dessert. La méditation est un processus. Vous êtes la magie. Lorsque vous êtes confortable, vous pouvez accéder aux bienfaits.

MANTRA OU PAS DE MANTRA ?

Un mantra – du sanskrit *man*, signifiant « esprit » et *tra*, signifiant « transport » – est un mot ou une phrase répétée pendant une séance de méditation qui est supposée avoir un pouvoir thérapeutique et est utilisée pour aider celui qui médite à accéder à des états spirituels de conscience. Un mantra donne également à l'esprit quelque chose à faire pendant la méditation, un moyen de se concentrer. Les traditions hindoue et bouddhiste utilisent un mantra comme le célèbre « om » pour se vider l'esprit. La méditation transcendantale attribue à chaque pratiquant un mantra personnel pour se concentrer. Vous pouvez choisir un mantra et vous apprendre à l'utiliser. Vous pouvez également méditer sans mantra en vous concentrant plutôt sur votre respiration, ce que je fais.

MÉDITATION PLUS TARD DANS LA JOURNÉE

Dès que vous aurez pris l'habitude de faire une séance de méditation de 10 à 20 minutes le matin, votre prochaine étape sera d'en ajouter une deuxième plus courte, de 5 à 10 minutes, plus tard dans la journée. C'est un excellent moyen de conserver de bonnes vibrations. J'ai constaté que le meilleur moment pour une deuxième séance de méditation est après le déjeuner, à deux ou trois heures de l'après-midi. Mais elle vous sera bénéfique quel que soit le moment où vous pouvez l'incorporer.

3 routines simples de méditation

Voilà trois routines simples de méditation pour se mettre le pied à l'étrier à avoir dans votre arsenal. Pour moi, adopter des routines de bien-être s'apparente à apprendre une nouvelle langue. Avant de pouvoir lire et écrire dans votre nouvelle langue, vous devez maîtriser certains éléments fondamentaux de vocabulaire et de grammaire sans lesquels il est impossible de construire la moindre phrase. Ces routines simples pour commencer sont vos éléments fondamentaux. Dès que vous les maîtriserez, vous serez capable de commencer à écrire tout seul et, très vite, vous serez devenu un poète.

SYMBIOSE RESPIRATION-CORPS

C'est ma routine de méditation préférée et c'est celle que j'utilise le plus. J'adore sa simplicité et son efficacité. Cette routine se résume à suivre le rythme de votre respiration. Vous devez vous installer confortablement, restez réceptif et faire attention à votre respiration qui soulève votre corps à chaque inspiration et le relâche en l'affaissant à chaque expiration. Dans nos vies chargées, nous oublions souvent l'importance de nous relâcher et d'exploiter la puissance de notre respiration. Lorsque nous sommes contractés et tendus, notre respiration est incapable de déployer sa magie.

Avant de commencer cette routine, visualisez-vous dans la peau d'une fleur qui s'ouvre à la lumière du soleil le matin et ensuite replie ses pétales et se referme lorsque la lumière faiblit au crépuscule. Vous pouvez aussi vous voir comme une vague qui emmagasine de l'énergie et de la vitesse lorsque vous inspirez pour ensuite projeter son écume sur la berge lorsque vous expirez.

1. Asseyez-vous confortablement. Fermez les yeux. Prenez un instant pour trouver votre posture, changez de position et faites disparaître toutes les rigidités persistantes de votre corps. Respirez profondément en commençant doucement à osciller latéralement et en laissant votre tête et votre cou suivre le mouvement.

2. Laissez votre corps se relâcher. Inspirez profondément en vous dilatant vers le haut tel un arc-en-ciel et laissez-vous flotter quelques instants à la fin de votre inspiration. Expirez profondément en vous relâchant vers le bas jusqu'à ce vos poumons soient vides. Restez comme cela pendant un instant.

3. Continuez s'inspirer et d'expirer profondément pendant 10 respirations. Essayez de vous vider l'esprit et de vous focaliser uniquement sur votre respiration. Votre esprit va inévitablement vagabonder et lorsque ce sera le cas, ramenez votre attention sur votre respiration.

4. Lorsque vous êtes prêt à mettre fin à cette routine, laissez votre corps osciller latéralement dans la direction qui vous sied. Continuez jusqu'à ce que votre corps soit prêt à revenir en position immobile. Ouvrez les yeux et prenez soin de vous pendant le reste de votre journée.

QUI SUIS-JE ?

C'est mon amie Mallika Chopra, la fille de Deepak, qui m'a appris cette routine de méditation simple mais profonde. C'est son père qui lui a enseignée lorsqu'elle était enfant. Vous allez vous poser trois questions simples pendant que vous méditez : « Qui suis-je ? », « Qu'est-ce que je veux ? » et « Comment puis-je être utile ? » Mallika ne s'est pas contenté de me donner ces questions, elle m'a aussi révélé les réponses qu'elle et son frère, Gotham, donnaient quand ils étaient enfants lorsque Deepak leur posait ces trois questions. Les deux enfants avaient l'habitude de répondre, des places à un match de basket ou un nouveau vélo. Ce n'est qu'au bout d'un certain temps qu'ils ont commencé à donner des réponses plus empreintes de spiritualité ! Bonheur. Santé. Amour.

J'aime faire cette méditation toute seule ou après un peu d'exercice physique le matin, en guise de retour au calme pendant que je choisis mon intention pour la journée. Cela peut être très révélateur de faire cette routine tous les jours pendant la semaine 2 et d'examiner l'évolution de vos réponses.

1. Adoptez une position confortable. Fermez les yeux. Immobilisez-vous et relâchez-vous. Commencez à respirer profondément, en inspirant et en expirant et laissez votre respiration vous transporter dans la direction qui vous sied.

2. Lorsque vous êtes prêt, laissez-vous osciller vers un endroit calme et neutre. Immobilisez-vous pendant un instant. Continuez de respirer profondément. Si vous constatez que votre attention vagabonde, ramenez-la vers votre respiration.

3. Dans votre tête, demandez-vous, « Qui suis-je ? » Ne réfléchissez pas pour trouver une réponse. Posez juste la question et notez ce qui vous vient à l'esprit.

4. Dans votre tête, demandez-vous, « Qu'est-ce que je veux ? » Là encore, inutile de vous triturer les méninges. Contentez-vous de noter la réponse qui vous vient à l'esprit.

5. Dans votre tête, demandez-vous, « Comment puis-je être utile ? » Laissez la question trotter dans votre tête et notez vos sensations. Restez immobile pendant quelques instants.

6. N'hésitez pas à répéter cette série de questions une ou deux fois de plus.

Lorsque vous êtes prêt, immobilisez-vous et ouvrez les yeux.

S'ARRÊTER POUR NOTER ET REPRENDRE

Il est fréquent d'être distrait par plusieurs pensées ou idées pendant une séance de méditation. Il m'arrive souvent d'avoir une idée vraiment cool et créative me vient. Comme je ne veux surtout pas l'oublier, je la conserve dans un coin de ma tête pendant le reste de ma méditation et je passe à côté de tous les bienfaits dont j'aurais pu bénéficier si je n'avais pas été distraite. Certaines techniques de méditation stipulent que vous devez essayer de ramener votre esprit vers votre respiration lorsque ces idées s'insinuent mais je préfère une autre option. Je garde un cahier à côté de moi lorsque je médite, pour noter ces pensées et ces idées qui s'incrustent.

La partie méditation de cette routine est similaire à celles décrites page 97, à la seule différence que lorsqu'une idée s'incruste, vous vous arrêtez le temps de la noter et vous reprenez votre routine de méditation. J'espère que cette petite astuce vous permettra de vous sentir plus en phase et détendu pendant votre séance de méditation.

Si vous ne pouvez pas dégager un créneau dans l'après-midi et que le seul moment dont vous disposez c'est juste avant de vous coucher, cela fera aussi l'affaire. Vous devez trouver un moment qui est pratique pour vous parce que, soyons honnête, si ce n'est pas pratique, vous ne le ferez pas. Si vous avez du mal à dormir, méditer juste avant de vous coucher peut être une excellente habitude à prendre : cela vous aidera à vous détendre et à évacuer les tensions de la journée.

Lever le pied

Notre société voudrait nous faire croire que lever le pied n'est acceptable que plus tard dans la vie. Nous avons tous entendu, pendant des réunions de famille, des parents plus âgés dire, « Eh bien, je lève le pied en ce moment mais je ne me laisse pas aller non plus. » Et c'est toléré, lorsque nous atteignons un certain âge. Mais avant, nous sommes supposés rester débordés, travailler dur, en prenant à peine le temps de nous reposer, n'est-ce pas ? Décider de lever le pied et simplement en faire moins pendant les années qui sont censées être les plus occupées et les plus productives de notre vie est mal vu. Nous avons peur du regard des autres, de la perte de respect ou de ne pas pouvoir retrouver notre place lorsque nous serons prêts à remettre les gaz. Nous ressentons une peur massive de rater quelque chose. Privilégier notre bien-être au détriment de la réussite est considéré comme de la paresse à l'aune des standards modernes. Mais voilà, la décision radicale de prendre soin de soi pourrait juste être l'ingrédient magique qui nous permet d'être plus efficace au travail et d'accroître notre créativité.

Beaucoup d'entre nous remplissent leur emploi du temps à ras bord pendant la semaine en pensant qu'il leur suffira de lever le pied et recharger les batteries pendant les week-ends ou les vacances. Bien sûr, cela ne fonctionne pas ainsi. Après avoir été sur le pont toute la semaine, nous nous écroulons lorsque le week-end arrive. Passer le week-end sur le canapé en survêtement, en mangeant de la *junk food* devant Netflix n'est pas une méthode saine pour recharger ses batteries. Ce genre de style de vie en yo-yo est plutôt la recette garantie pour un *burnout* et pour que nos corps se révoltent contre nous et que nous tombions malade.

En lieu et place du genre de cercle vicieux que je viens de décrire, nous avons besoin de trouver un équilibre. Nous devons le faire en levant le pied et nous devons arrêter de stigmatiser la nonchalance. Voilà quelques méthodes très simples et gérables d'y parvenir.

ROUTINES POUR LEVER LE PIED

Adopter un rythme de vie viable ne veut pas dire se couper du monde, même si cela pourrait être très amusant pendant un moment si vous êtes du genre aventurier. Voilà quelques routines simples à ajouter à votre journée qui vous aideront à lever le pied et à être de nouveau en phase avec les choses qui sont vraiment importantes à vos yeux.

Promenades dans la nature — J'ai déjà évoqué les nombreux bienfaits de marcher au grand air dans ce livre, mais je ne pourrais franchement jamais assez insister sur ce point. Je sors marcher tous les jours, toute l'année et par tous les temps. J'adore observer les oiseaux, toucher l'herbe et les arbres et être au plus près de la nature. Vivre à la campagne est quelque chose de merveilleux mais si vous habitez en ville ou dans une banlieue résidentielle, sortir prendre l'air est tout aussi utile. Si vous habitez dans une zone plus peuplée, croiser d'autres personnes pendant vos promenades peut aussi être excellent pour votre bien-être, surtout si vous faites l'effort de les saluer.

Transformer votre salle de bain en spa — Une autre habitude régénératrice qui procure d'incroyables bienfaits que nous oublions souvent. Un bon bain chaud avec du sel d'Epsom, du bain moussant ou vos huiles essentielles préférées peut être incroyablement apaisant et revigorant. J'aime prendre un long bain avant de me coucher deux ou trois fois par semaine et, franchement, je ne connais rien de mieux pour se détendre. Si vous n'avez pas de baignoire (oui, j'ai habité dans ces appartements, moi aussi), vous pouvez obtenir les mêmes bienfaits en prenant plus de temps pour vous dans la salle de bain avec un bon bain de pieds avec vos huiles essentielles et du sel d'Epsom. J'aime m'asseoir sur le sol de ma salle de bains pour faire quelques petits exercices simples d'auto-shiatsu, par exemple exercer une pression avec mon coude sur le haut de ma cuisse, une excellente routine pour équilibrer le yin ou réduire l'énergie. Si êtes constamment sur la brèche, vous utilisez souvent votre énergie yang. Nous devons équilibrer nos énergies activité/yang et repos/yin pour assurer notre bien-être global. C'était une routine que je faisais régulièrement lorsque j'essayais de concevoir Daisy. Elle a d'autres utilités que de stimuler le système reproductif mais c'est merveilleux pour permettre à tout votre système nerveux de lever le pied.

Pause silence — J'adore faire une pause silence, que je sois seule ou avec d'autres personnes, à condition que cela ne les dérange pas. Je m'octroie une de ces pauses quand j'ai besoin d'apporter un peu de calme pendant mes journées les plus chargées. Aujourd'hui, je m'octroie au moins 10 minutes de pause silence imposée tous les jours. Il m'arrive, par exemple, de dire « Pause silence » dans la voiture lorsque je vais faire des courses avec Mike ou lorsque nous allons chercher Daisy à l'école. Il trouve ça loufoque mais il apprécie également la sensation de calme que ces pauses silence imposées lui apportent. En général, après une pause silence, nous avons des conversations plus profondes.

comment pratiquer l'auto-shiatsu

Le shiatsu se pratique normalement avec un partenaire mais vous pouvez également le pratiquer seul. Nous avons l'habitude de nous toucher pour soulager les douleurs et cette tendance est la base de l'auto-shiatsu. Voilà quelques points de pression shiatsu que vous pouvez essayer de stimuler tout seul.

- Exercez une pression avec votre coude sur le haut de votre cuisse lorsque vous êtes assis jambes croisées pour stimuler la relaxation.
- Appliquez une pression à l'extérieur de votre cuisse pour stimuler la libération contrôlée.
- Appuyez avec le pouce au milieu de la plante de votre pied pour rétablir l'équilibre entre la lassitude et la surexcitation.

Vous pouvez également pratiquer l'auto-shiatsu en identifiant les zones de votre corps qui présentent des contractions et des tensions et vous concentrer dessus. Exercez une pression avec le pouce, le coude ou la main sur ces zones. Respirez profondément plusieurs fois et notez tous les changements. Plus vous aurez de connaissances sur les méridiens, plus votre terrain de jeu sera vaste mais les bases sont toujours les mêmes : relâchement, respiration, pression.

Lecture ludique — Une autre activité évidente mais à laquelle nous ne consacrons pas assez de temps. Lire est amusant, instructif et une occasion de s'évader dans un monde complètement different pendant un moment.

Les livres sont magiques et si vous avez perdu l'habitude de lire régulièrement, ce serait une excellente idée de renouer avec cette pratique. Je ne parle pas de lire en diagonale les infos sur votre téléphone. Je parle de lire un vrai livre. Je pense également qu'il est important de vous obliger à choisir des livres dans des domaines assez éloignés de vos centres d'intérêt. Si vous lisez ce livre, il est probable que vous privilégiez les livres sur le bien-être et la santé. Je vous félicite mais cela pourrait également être amusant et enrichissant de prendre un classique, comme *Frankenstein*, ou des mémoires inspirantes ou une biographie de quelqu'un qui vivait à une autre époque. Les grands livres sont comme les grands hommes et les grandes femmes. Le premier vous conduira au suivant et vous écrirez au passage le magnifique récit de votre exploration.

Donner un sens à votre vie

Il est impossible de vivre avec conscience et d'interagir avec le monde de façon consciente si vous n'êtes pas en paix avec vous-même. Les routines pour prendre soin de vous abordées dans ce livre sont une sorte de travail préparatoire essentiel pour conserver votre *self-control*, ce qui vous permettra, lorsque vous serez confronté à des situations stressantes, de réagir de manière calme et efficace au lieu d'être décontenancé. Le but est que vous soyez capable de garder votre contrôle et votre calme pendant des moments de stress, comme vous le feriez dans des moments d'accalmie. Vivre en conscience ne signifie pas accepter sans broncher l'injustice lorsque des moments stressants surviennent, mais d'être mieux préparé mentalement afin de pouvoir réagir avec lucidité et de ne pas entamer votre bien-être. Vous devez considérer toutes les routines pour prendre soin de vous, la méditation, le choix des objectifs et le journal de réflexion comme une préparation pour ces moments dans la vie.

Maintenant que vous savez comment choisir une intention quotidienne, voilà quelques-unes de mes routines préférées pour choisir une intention. Vous n'êtes pas obligé de les faire le matin. Vous pouvez les utiliser tout au long de la journée pour rester centré, concentré et calme!

ROUTINE MOMENT DE CONSCIENCE

Même après une bonne séance de méditation et un petit déjeuner sain, il peut quand même nous arriver de perdre notre calme pendant des moments de stress. Mais nous pouvons court-circuiter ces moments stressants inévitables en prenant des vraies pauses pour respirer que j'ai baptisées « moments de conscience » tout au long de la journée. Le meilleur moment pour un « moment de conscience » ? Lorsque vous avez au moins 10 minutes de libre entre deux activités : avant le début d'une réunion, en faisant la queue, dans le train qui vous emmène ou vous ramène du travail ou pendant un moment de calme chez vous avant le retour de votre famille. Au lieu d'attraper votre téléphone et de faire défiler les fenêtres, profitez de ces moments de temps libre pour être à votre écoute.

- ***Mettez-vous à l'aise.*** Si vous êtes debout, écartez un peu plus les jambes et relâchez vos genoux es articulations pour être réceptif. Si vous êtes assis sur une chaise, adoptez une position relâchée avec les pieds à plat sur le sol.t vo Fermez les yeux et sentez ce qui se passe à l'intérieur. Écoutez votre respiration.

choisir une intention pour votre journée

C'est une excellente routine à adopter pour améliorer votre concentration et vous préparer avant d'attaquer votre journée. En choisissant une intention pour la journée, vous commencez par visualiser la façon dont vous voulez que se déroule votre journée. Lorsque des obstacles se présentent ou que vous devez prendre des décisions difficiles, vous avez donc un état mental positif pour guider vos actions. Bien sûr, vous vous écarterez de vos intentions pendant la journée, c'est inévitable, mais la force de l'intention reste présente en nous une fois que nous l'avons choisie.

Un excellent moment pour choisir votre intention pour la journée : avant ou après votre méditation du matin. Et si vous n'avez pas le temps de faire votre séance de méditation un matin, inutile de vous auto-flageller : vous pouvez toujours choisir votre intention en vous préparant pour votre journée, sous la douche ou en vous habillant.

1. Prenez quelques respirations profondes en réfléchissant aux sensations que vous souhaitez ressentir tout au long de votre journée. Pensez aux actions que vous aimeriez entreprendre pendant votre journée.

2. Choisissez votre intention pour votre journée. Une phrase simple sur la façon dont vous voulez vous comporter et réagir aux événements de cette journée. Voilà quelques-unes de mes intentions indémodables préférées pour commencer la journée du bon pied :

- J'ai l'intention de mettre tout mon cœur dans tout ce que je fais.
- J'ai l'intention d'apprécier ce que j'ai.
- J'ai l'intention d'écouter mon corps et de répondre à ses besoins.
- J'ai l'intention de lever suffisamment le pied afin de pouvoir entendre mon intuition.
- J'ai l'intention d'écouter pour comprendre les autres du mieux que je peux.

Ces phrases simples ressemblent à une relation qui vous porte tout au long de votre journée. Votre intention s'intensifiera tout au long de votre journee pendant laquelle elle vous servira de ligne de conduite pour les événements et les décisions auxquelles vous serez confronté. Choisir une intention pour votre journée vous transforme en aimant pour capter toutes les excellentes choses qui se présenteront et vous apporte l'espace mental pour affronter le monde en position de force. Prendre les bonnes décisions pour vous et pour les autres devient facile, amusant et agréable et cesse d'être une corvée. Et affronter des situations stressantes avec un sentiment de calme et de confiance devient une seconde nature.

Lorsque vous choisissez une intention pour votre journée, vous devez également réfléchir aux émotions que vous voulez ressentir tout au long de cette journée. Cela vous aidera à affronter les journées dans lesquelles vous anticipez pas mal de difficultés et que vous devrez affronter avec une dose supplémentaire de gratitude ou de tact. Laissez une émotion que vous voulez ressentir trotter dans votre esprit pendant votre séance de méditation matinale et gardez ce mot en tête. Attendez que l'émotion vous vienne à l'esprit avant de la choisir. Laissez-la trotter dans votre conscience. Voilà quelques exemples d'émotions qui pourraient pointer le bout de leur nez :

Joie

Harmonie

Compassion

Apaisement

Calme

- ***Repensez à votre intention.*** Si vous avez choisi une intention pour votre journée pendant votre séance de méditation du matin, repensez-y. Si vous n'avez pas encore choisi d'intention pour votre journée, choisissez-en une maintenant, mais sans brusquer les choses. Choisissez une idée ou une sensation qui vous vient naturellement à l'esprit pendant ce moment et qui est le reflet de la personne que vous avez envie d'être tout au long de cette journée. Ne brusquez pas les choses. Répétez votre intention dans votre tête en respirant profondément, en inspirant et en expirant.

- ***Laissez filer votre intention.*** Après environ 10 minutes, laissez filer votre intention. Elle vous accompagnera tout au long de votre journée lorsque vous serez confronté à des moments de stress et des difficultés. Respirez profondément encore quelques instants avant d'ouvrir lentement les yeux et de reprendre doucement votre journée.

Des exemples à suivre

J'aimerais vous présenter quelques-uns de mes amis qui sont, pour moi, des modèles parce qu'ils vivent avec spiritualité, conscience et élégance. Nous avons tous des personnes comme ça dans nos entourages, qui nous montrent comment vivre. C'est peut-être le barista qui prépare votre café, l'employé de la sécurité qui vous accueille au travail le matin ou une célébrité que vous admirez. Ces guides spirituels sont tout autour de nous et ils peuvent nous apprendre des choses à condition de lever le pied et d'être attentifs. Exactement comme la méditation améliore notre créativité et notre intuition, en adoptant la philosophie de vie quotidienne de ceux que nous admirons, nos vies deviennent plus riches sur le plan spirituel.

MALLIKA CHOPRA

Auteur et entrepreneuse, elle nous explique pourquoi vous avez besoin d'une raison pour méditer

Mallika Chopra est une très bonne amie, quelqu'un vers qui je me tourne quand j'ai besoin de soutien, de conseils ou de passer un bon moment ! Fille de Deepak, elle a fondé Intent.com, une plateforme qui met en contact par le biais des réseaux sociaux des personnes disséminées dans le monde entier et soucieuses d'améliorer leurs vies, leurs communautés et la planète. Je ne manque jamais une occasion de passer du temps avec Mallika. J'adore m'imprégner de sa sagesse.

Quel est le secret pour s'astreindre à une séance de méditation ?

Beaucoup de gens peuvent avoir du mal à pratiquer régulièrement la méditation. Nous vivons dans un monde frénétique. Toutes ces distractions et cette agitation peuvent venir à bout de nos meilleures intentions. Le secret pour méditer régulièrement est de savoir *pourquoi* vous voulez vous adonner à la méditation.

Nous connaissons tous les bienfaits apportés par cette pratique. Nous disposons d'un nombre incalculable d'études sur ses bienfaits physiques, émotionnels et sur la santé en général. La méditation peut vous aider à mieux dormir, à réduire votre stress, à améliorer votre santé et vos relations avec votre prochain. Mais ce n'est qu'en sachant pourquoi vous voulez méditer que vous pourrez vous astreindre à méditer tous les jours.

Quel est ton principal facteur de motivation pour ta séance de méditation ? Comment pouvons-nous retrouver la motivation quand nous avons perdu l'habitude de faire quelque chose ?

Comme je pratique la méditation depuis l'âge de neuf ans, je peux m'appuyer sur plusieurs décennies d'expérience pour voir quels effets cette pratique a eu sur moi. Il y a eu des années où je méditais deux fois par jour, le matin et l'après-midi, et d'autres où je ne méditais pas du tout ! Aujourd'hui, je médite une fois par jour, pendant 15 minutes.
Je me rends compte que lorsque je pensais être trop occupée pour avoir le temps de méditer, je me dispersais davantage, j'étais davantage stressée et je me sentais dépassée. Lorsque je méditais plus régulièrement, j'étais plus calme, plus concentrée, plus efficace et plus heureuse. La méditation est devenue un repère qui me permet de garder les pieds sur terre, d'être en meilleure santé et d'avoir plus de recul.

J'ai souvent du mal à reprendre une habitude que j'ai perdue, que ce soit la méditation, le yoga, le sport ou un régime alimentaire. Ma stratégie consiste à procéder étape par étape et de faire ce que je peux mais de le faire tous les jours. Par exemple commencer par 5 minutes de méditation chaque jour au lieu de 15 minutes ou une salutation au soleil au lieu de toute ma routine de yoga. Dès que j'ai retrouvé ma routine, je vois à quel point je me languis quand je la rate.

Y a-t-il des moments précis dans la journée ou des endroits spéciaux que tu conseilles pour méditer ?

Méditez dans votre chaise préférée chez vous ou dans un parc ou une église près de votre bureau. Trouvez un endroit où vous vous sentez en sécurité et où vous ne serez pas dérangé. Essayez de choisir le même moment chaque jour pour votre routine. Par exemple, j'avais l'habitude de méditer tous les jours avant d'aller chercher mes filles à l'école. C'est devenu une partie de mon après-midi, après avoir bu ma tasse de thé. Et lorsque mes filles ont grandi et que mon emploi du temps a changé, j'ai déplacé ma plage de méditation en milieu de la matinée après avoir fait du travail. Faites preuve de souplesse mais choisissez l'intention de le faire chaque jour.

Est-ce que nous devons choisir des intentions chaque jour pendant notre séance de méditation ?

Vous n'avez pas besoin de méditer pour choisir une intention. Mais choisir une intention chaque jour après votre séance de méditation peut être amusant et très efficace. Je considère les intentions quotidiennes comme des « micro-intentions », des repères pour la journée qui vous aident à mieux vous concentrer sur ce qui est précisément important pour vous à un moment précis. Voir un ami, par exemple, ou se prélasser au soleil. Rien d'extraordinaire. Elles doivent être amusantes et vous permettre de vous sentir mieux dans l'instant présent.

Comment les « micro-intentions » peuvent-elles nous aider à atteindre nos objectifs plus importants ?

Les micro-intentions peuvent vous aider à définir et poursuivre des objectifs de vie plus importants qui, parfois, peuvent paraître oppressants. Les intentions plus importantes vous obligent souvent à réfléchir à l'individu que vous aspirez à devenir, au mode de vie que vous souhaitez adopter et comment vous pouvez être utile. Il faut du temps, comme un processus d'incubation, pour trouver ces réponses et les intégrer dans votre vie. C'est pendant votre routine de méditation que vous commencerez à mieux connaître vos intentions plus profondément ainsi que votre destinée. Si vous avez une routine de méditation quotidienne, cela peut être une bonne idée d'ajouter une micro-intention à la fin pour identifier ce dont vous avez besoin ce jour précis. Commencez la matinée en réfléchissant aux sensations que vous voulez ressentir – peut-être avoir plus d'énergie ou être en phase ou simplement calme – et amusez-vous à voir comment vous pouvez y parvenir tout au long de la journée.

Comment pouvons-nous trouver un sens à nos vies quand les choses ne vont pas bien ?

Tout d'abord, il est important d'admettre que la vie est un voyage chaotique. Il est normal et naturel d'avoir des hauts et des bas, de se sentir perdu, seul et déconnecté. Pour faire preuve de résilience, vous devez avoir les outils émotionnels pour vous redéfinir et trouver de nouvelles façons de réagir à des situations externes et internes en constante évolution. Mon principal outil a toujours été une séance régulière de méditation et de choisir des intentions. Mais à différents stades de votre vie, vous pouvez aussi avoir besoin d'essayer de nouvelles choses. Récemment, j'ai renoué contact avec des amis de fac que j'avais perdus de vue un peu après la naissance de mes enfants. Je me suis rendue compte que ces amitiés étaient quelques-unes de choses que je chérissais le plus et, désormais, je fais l'effort conscient de voir ces amis au moins une fois par an. Cela a été un des plus puissants réénergisants pour moi !

RABBIN JONATHAN BLAKE

Il nous explique comment modifier son état d'esprit pour passer de vouloir « recevoir » à vouloir « donner »

Il y a plusieurs années, le rabbin Jonathan Blake a poussé pour la première fois la porte de notre studio pour suivre un cours de yoga. Peu de temps après, je lui ai demandé, en plaisantant, s'il accepterait d'être le rabbin non officiel de Strala. Il a trouvé ça adorable et il a accepté ! Toujours attentif aux autres, chaque fois qu'il vient suivre un cours, il emmène quelqu'un qui a besoin du yoga dans sa vie. Le lien de Jonathan avec sa spiritualité et l'attention qu'il accorde à son bien-être et à celui des autres est inspirant et contagieux.

Que faites-vous pour rester équilibré mentalement, physiquement et spirituellement ?

Je pense qu'en séparant nos soi mental, physique et spirituel, ce que nous faisons tous, presque tout le temps, nous nous rendons un très mauvais service. Corps, esprit, âme : ils forment un tout. Nous devons tous les nourrir, en bloc, pour développer notre humanité et devenir la version la plus pleinement aboutie de nous-même possible. Et, pour être honnête, nous serions bien inspirés de visualiser le soi comme une partie d'un tout, également. Après tout, un « soi » qui est totalement autonome ou distinct de son environnement, ça n'existe pas. Le concept du « soi » est une illusion. Pour citer le professeur Daniel Matt, qui vient de terminer une remarquable traduction du Zohar, le grand texte du mysticisme juif : « Ce n'est pas parce que nous avons des mots pour désigner toutes les parties d'un arbre… qu'un arbre possède vraiment toutes ces parties. Tous nos noms sont, de la même manière, seulement arbitrairement superposés sur ce qui est, en vérité, une grande réalité sans délimitations. » Qui sommes-nous pour dire où se finit la branche et où commence le bourgeon ? Où finit le tronc et où commencent les racines ? Où s'arrêtent les racines et où commence le sol ? Qui sommes-nous pour dire où vous finissez et où commence l'univers ?

Au séminaire, j'ai étudié avec feu Bonia Shur, un professeur et compositeur de musique juive sacrée. Il nous a appris une psalmodie : *Tout est lié. Tout est lié. Tout est lié*. Et c'est ce que je crois.

Avez-vous une routine quotidienne pour vous guider ? Comment cette routine influence vos objectifs à long terme ?

La méditation peut éclaircir l'esprit. Ce n'est qu'un outil pour moi, seul sur une chaise, qui m'apporte juste ce qu'il faut de distance par rapport au bruit (le bruit dans mon emploi du temps et le bruit qui m'encombre la tête) pour détruire des schémas de pensée malsains et ouvrir de nouveaux canaux à une réflexion créative et une attitude plus calme envers tout le reste. Kelly, ma partenaire de vie et ma femme, est le roc inamovible qui me guide. Elle est mon oreille critique, ma conseillère, ma professeure et ma supportrice. Elle me permet de garder le cap. Il est bon d'avoir quelqu'un comme ça dans sa vie parce, comme me l'a dit un ami un jour, « Il est difficile d'être un individu. » Avoir un autre individu à ses côtés facilite un peu les choses pour devenir un individu. Raison pour laquelle je fais également chaque semaine une séance de psychothérapie et je consulte régulièrement un coach en *leadership*. Parce que nous ne devons pas tout affronter seul. Il est bon de demander de l'aide.

Quant aux objectifs… Les objectifs sont intéressants mais peut-être surcotés. Je ne pense pas avoir jamais pensé plus loin que les cinq prochaines années, et c'est déjà un sacré long bail. Ram Dass avait raison de nous rappeler que nous devions « être ici maintenant. » Il vaut mieux, selon mon expérience, apprendre à faire preuve d'une certaine souplesse et savoir s'adapter à un environnement changeant qu'avoir un excellent plan quinquennal. Après tout, la théorie de Darwin si souvent citée de travers sur « la survie du plus apte » n'attribue aucun avantage ni à la force physique, ni à l'intelligence ni au *sex appeal*. Par contre, elle *attribue* un avantage à ceux qui sont capables de s'adapter, surtout en situation de stress.

Quelle est la chose la plus importante que nous pouvons faire pour ne jamais perdre de vue notre raison d'être ?

Le don de soi. C'est tellement simple et si facile à oublier. En ce moment, ma femme et d'autres bénévoles travaillent sur un projet à ma synagogue pour accueillir une famille de refugiées, deux sœurs qui ont fui un génocide et un conflit militaire en République Centrafricaine. Elles ont vingt-six et trente-huit ans. Elles sont arrivées dans notre communauté au printemps dernier avec une valise, une attitude positive et des souvenirs traumatisants. Après quelques semaines de travail avec nos bénévoles – apprendre leurs premiers mots en anglais, assister à leur premier dîner avec les membres de notre communauté, apprendre à faire ses courses avec un budget très serré et les aides du gouvernement, meubler leur premier appartement– l'une d'elles a dit à propos de leur accueil dans notre communauté qu'elle avait eu l'impression de « voir le sourire de Dieu. » Que pensez-vous que Kelly a ressenti en entendant cela ? Qu'auriez-vous ressenti ?

Comment pouvons-nous trouver notre communauté spirituelle et donner un sens à notre vie ?

Commencez par trouver ce que vous avez à donner aux autres. Votre temps, votre talent, vos idées, vos recettes, vos chansons, votre style de vie. Vous voulez trouver votre communauté spirituelle ? Arrêtez de demander où vous pouvez trouver un endroit pour combler vos besoins spirituels et trouvez un endroit où vous pouvez donner de bon cœur aux autres. C'est la différence, en termes d'état d'esprit, entre vouloir « recevoir » et vouloir « donner ». Trouvez cet endroit où vous pouvez donner et tout le reste suivra : joie, raison d'être et transformation. Qu'est-ce que vous attendez ?

détox
corps

3

Se réinitialiser :

modifier votre façon de vous alimenter

Ne mangez pas quelque chose que votre grand-mère n'aurait pas désigné comme un aliment.

— Michael Pollan

Lorsque vous vous sentez mentalement et spirituellement équilibré, avec un esprit apaisé comme fondation, il devient beaucoup plus facile de faire des choix qui sont bénéfiques pour votre corps. Raison pour laquelle il est essentiel d'avoir atteint une clarté mentale et d'être en paix sur le plan spirituel avant de s'embarquer dans la phase *détox corps* de votre voyage. Lorsque votre esprit est stressé, tout votre corps est stressé. Et tous les jus de légumes que vous ingurgitez et tous les cours de yoga que vous suivez n'y changeront rien. Le stress s'accumule dans votre corps, impacte votre système immunitaire, prépare votre corps au combat et, au final, vous rend nauséeux, apathique et patraque. La santé dépend de plusieurs facteurs, un cocktail de nos gènes, nos choix de style de vie, de stress environnementaux et de toxines. Mais il y a beaucoup de facteurs que nous pouvons contrôler en matière de santé, en faisant de bons choix alimentaires et de styles de vie et en contrôlant certains éléments de notre environnement.

Avant de passer à la partie entretien physique du corps grâce à des aliments nourrissants et détoxifiants et de l'exercice physique, vous ne devez pas oublier tout ce que nous avons appris, pendant les semaines 1 et 2, pour conserver un équilibre mental et spirituel. Il est essentiel de conserver l'harmonie entre l'esprit et le corps tout au long de ce voyage. Il est également important de ne pas oublier que les besoins de votre corps évoluent constamment, en fonction des événements qui surviennent dans votre vie, de votre âge et des saisons. Vous pouvez à tout âge optimiser votre bien-être en faisant de bons choix alimentaires au lieu d'être victime de vos habitudes alimentaires actuelles. Manger en harmonie avec la nature et les saisons permet de respecter le rythme naturel et l'équilibre de votre corps. Il n'existe pas de régime alimentaire universel qui conviennent à tout le monde mais mieux vous comprenez le processus d'alimentation et le pouvoir nourrissant des aliments, plus vous serez à même de choisir et d'apprécier les aliments les plus indiqués pour répondre à vos besoins.

Nous allons transformer votre conception de l'alimentation grâce aux routines de ce chapitre. Vous allez changer votre façon de vous alimenter, ce qui est toujours un défi. Vous entendrez rarement quelqu'un dire, « Je suis ce nouveau régime et je me sens tellement rassasié et heureux. » Nous associons généralement les régimes alimentaires à une sensation de faim, aux privations, aux accès de mauvaise humeur, à devoir lutter contre nos envies et aux difficultés rencontrées pour perdre de vieilles habitudes et s'en forger de nouvelles. Les recettes et les routines détox de ce chapitre sont conçues pour vous faire perdre vos mauvaises habitudes actuelles et vous permettre d'en forger de nouvelles qui soient pérennes et plus en phase avec vos objectifs. Elles n'ont pas été conçues pour vous restreindre ni vous priver mais vous avez de grandes chances de vous sentir mis au défi à certains égards. Que cela soit sur le plan physique, mental, spirituel ou émotionnel, cela dépend complètement de votre santé actuelle et de votre point de départ. Tout au long de ce chapitre, essayez de ne pas perdre de vue vos objectifs plus importants chaque fois que vous vous sentez mis au défi. Pendant les moments de frustration, sachez que vous allez vers quelque chose d'exceptionnel. Pendant les moments où vous vous sentez plein d'énergie, comprenez que cette sensation peut être pérenne et non fugace. Afin de rester dans cette phase, restez toujours en phase avec les sensations que vous voulez ressentir grâce à votre alimentation : avoir plus d'énergie, être moins dans le brouillard, avoir plus de force et une meilleure humeur.

Chaque fois que vous sentez le stress et la tension s'insinuer, concentrez-vous sur votre respiration et sur les routines mentales et spirituelles des chapitres 1 et 2 de ce livre. Notre objectif est une transformation durable, un changement qui vient de l'intérieur, pas une solution miracle qui vous permettra de perdre quelques kilos ou de rentrer dans votre jean skinny. Il s'agit d'une transformation intégrale qui vous permettra de retrouver le vrai vous.

Habitudes alimentaires

Idéalement, nous devons choisir un régime alimentaire pour ses qualités nutritives et le bien-être qu'il va nous procurer et non pas en fonction d'objectifs quantitatifs comme le nombre de calories ou les chiffres que nous voulons voir s'afficher sur notre balance – mais cela peut se révéler difficile. Même lorsque nous essayons de modifier nos perceptions, les vieux schémas de pensée vis-à-vis du poids et de la taille idéals s'insinuent dans nos esprits. Vous aurez besoin de motivation et de discipline pour diriger vos actions vers l'atteinte d'un véritable bien-être et éviter de comparer votre corps à ceux des autres, mais le gain d'énergie que vous apportera ce virage dans la bonne direction le vaudra. Cherchez à acquérir des habitudes alimentaires qui amélioreront votre santé et ne vous préoccupez pas des tailles et des comparaisons.

Il est important de commencer par un bilan et d'être honnête avec vous-même sur vos habitudes alimentaires actuelles et leur impact mental, physique et spirituel. Il est facile de perdre le contact avec ses habitudes alimentaires. Elles sont un élément tellement intrinsèque de notre personnalité que nous ne sommes pas toujours conscients d'elles. Mais une fois que nous sommes prêts à faire un véritable changement, nous devons lever le pied et les regarder d'un peu plus prêt. Des habitudes alimentaires malsaines, comme toutes les habitudes destructives, peuvent être incroyablement difficiles à perdre. Dans ce chapitre, nous allons ouvrer pour remplacer nos vieilles habitudes néfastes par des habitudes bénéfiques qui nous font nous sentir bien dans notre peau.

Maintenant que vous avez votre liste, il est temps de s'y mettre ! Voilà les trois phases de votre détox alimentaire :

L'orient rencontre l'occident : Nous nous imprégnerons des préceptes de l'ayurvéda et nous apporterons quelques aménagements à cette pratique ancestrale pour avoir un régime alimentaire sain dans nos sociétés occidentales modernes.

Manger sain et manger bien : Nous établirons les règles alimentaires permettant d'avoir un corps en bonne santé.

Se sentir bien dans son corps : Nous apprendrons à aimer et à nourrir notre corps, à bien nous sentir dans nos corps et à avoir une

Notez-le dans votre journal :

Commencez par lire cette série de questions sur vos habitudes alimentaires et notez les réponses qui vous viennent à l'esprit. Ces réponses révéleront vos objectifs pour cette étape de votre voyage.

- Comment vous sentez-vous, en général, au réveil le matin ? Comment votre régime alimentaire contribue à cette sensation ?
- Avalez-vous en général très vite la plupart de vos repas afin de pouvoir reprendre votre travail ou vos activités ?
- Ressentez-vous de l'anxiété vis-à-vis de la nourriture ? Est-ce que penser à ce que vous allez manger vous inquiète ou vous stresse ?
- Est-ce que faire les courses et cuisiner est un plaisir ou une corvée que vous redoutez ? Aimez-vous préparer vos repas ou est-ce que vous n'avez pas le temps de cuisiner ?
- Prenez-vous vos repas avec d'autres personnes en prenant le temps de discuter et d'apprécier votre repas ? Préférez-vous manger seul ? Mangez-vous devant votre ordinateur ou en consultant votre téléphone ?
- Avez-vous besoin d'aliments stimulants, le sucre et la caféine par exemple, pour rester en forme toute la journée ou des aliments ayant un goût ou une texture précise (salé, croustillant, etc.) ?
- À quelle heure se manifestent vos envies ? Ressentez-vous un coup de barre à la mi-journée et une envie de sucre et de caféine ? Avez-vous des envies tard le soir pour des aliments que vous ne mangeriez pas pendant la journée ?

- Avez-vous tendance à abuser de la *junk food* lorsque vous ne vous sentez pas très bien, mentalement ou physiquement ?
- Et la grande question : si d'un coup de baguette magique vous pouviez vous lever demain matin en ayant la relation parfaite avec la nourriture, à quoi ressemblerait-elle ?

Et pendant que vous réfléchissez à cette « grande question », je vais vous donner quelques exemples pour vous aider un peu. Voilà comment j'aimerais me sentir tout au long d'une journée d'alimentation saine :

- J'aimerais me lever de bonne heure le matin avec beaucoup d'énergie, bien réveillée et en me sentant prête pour ma journée.
- J'aimerais me sentir pleine d'énergie tout au long de la matinée, avoir du temps pour méditer et faire une activité physique avant le début du reste de la journée.
- J'aimerais avoir faim et avoir envie d'un déjeuner plein de saveurs à la mi-journée et ne pas me sentir apathique après avoir mangé.
- J'aimerais avoir de l'énergie et de l'inspiration tout au long de l'après-midi.
- J'aimerais me sentir calme le soir et me détendre facilement pour un sommeil reposant.

Prenez le temps de noter les sensations que vous aimeriez que vos aliments vous procurent pendant la journée. Dans l'idéal, cela devrait vous permettre de savoir où vous en êtes actuellement et vous montrer où vous aimeriez vous trouver à la fin de ce chapitre. Laissez libre cours à votre imagination : notez les sensations que vous aimeriez vraiment ressentir, même si une partie de vous pense que c'est très loin de la réalité en ce qui vous concerne.

image saine de notre corps.

Comme dans les chapitres précédents, vous devez faire vôtres toutes les routines présentées dans ce chapitre afin qu'elles deviennent une seconde nature et s'ajoutent à celles acquises au cours des semaines précédentes. Et après cette réinitialisation de sept jours, vous continuerez à incorporer ces routines dans votre vie quotidienne.

L'ORIENT RENCONTRE L'OCCIDENT

Nous vivons à l'âge du « produit de bien-être » et de la « retraite bien-être » mais il y a un sacré écart entre nos connaissances théoriques en matière de bien-être et notre comportement de tous les jours. C'est en grande partie à cause des messages ambigus qui nous sont adressés, notamment par l'industrie agro-alimentaire. La plupart d'entre nous sait que pour bien manger, nous devons consommer des aliments naturels, frais, non transformés mais l'industrie alimentaire nous perturbe en rendant les choses plus compliquées qu'elles ne devraient l'être et en nous faisant croire, à tort, que nous devons éliminer des groupes d'aliments entiers ou prendre d'autres mesures extrêmes pour être en forme et en bonne santé. Nous savons, au plus profond de nous, que ce n'est pas un régime miracle qui nous permettra d'être en bonne santé. Mais il peut être difficile de résister aux fausses promesses et aux messages de l'industrie alimentaire. Nous devons apprendre à trouver le nord véritable en matière d'alimentation pour répondre aux besoins de nos corps.

Au lieu de succomber aux modes et tendances alimentaires, tournons-nous plutôt vers un régime alimentaire qui a fait ses preuves : l'ayurvéda.

UNE BRÈVE HISTOIRE DE L'AYURVÉDA

L'ayurvéda est un système de médecine naturelle né en Inde il y a plus de trois mille ans. Il repose sur le principe qu'il existe un équilibre fragile entre le corps, l'esprit et l'âme et que les maladies surviennent lorsqu'il y a un déséquilibre entre ces éléments. Le terme ayurvéda est l'association de deux mots sanskrits : *ayur* qui signifie « vie » et *veda*, « connaissance ». La tradition ayurvédique s'est transmise oralement jusqu'à environ 1 000 ans avant notre ère, moment où elle a été retranscrite et intégrée dans les Vedas, un ancien corpus de textes sacrés. L'ayurvéda est l'un des plus anciens systèmes de médecine.

L'ayurvéda se rapproche de la médecine traditionnelle chinoise (MTC) et des pratiques comme le shiatsu et l'acupuncture, en ce sens qu'il stimule le bien-être grâce à des changements alimentaires et de styles de vie qui facilitent le passage de l'énergie vitale – appelé prana en ayurvéda et chi en MTC – dans le corps. L'ayurvéda et la MTC ont longtemps été qualifiés de « médicine alternative » dans les sociétés occidentales et relégués sur le banc de touche de la médecine. Mais nous commençons à reconnaître la valeur de ces systèmes et aujourd'hui, les médecins occidentaux recommandent de plus en plus certains principes de l'ayurvéda ou de la MTC pour rester en bonne santé et éviter les maladies.

LE RÉGIME AYURVÉDIQUE

L'ayurvéda a beau être une pratique ancestrale, il peut très facilement s'adapter à nos vies modernes très chargées. Mais suivre un régime alimentaire ayurvédique seul ne suffit pas ; nous avons également besoin de comprendre l'ensemble du processus. Pour l'ayurvéda, bien vous connaître – comment vos tendances naturelles et vos humeurs interagissent avec les saisons, les rythmes de la journée et certain aliments – est tout aussi important que les aliments que vous consommez. L'ayurvéda se concentre beaucoup sur votre feu digestif, *agni* en Sanskrit. Pour l'ayurvéda, l'agni est essentiel au bien-être global. Lorsque votre agni est en équilibre, vous êtes capable de bien digérer les aliments et d'évacuer les toxines du corps et ainsi avoir un esprit sain. Les pratiques qui stimulent un agni fort sont : la méditation, la marche, prendre des repas légers, prendre votre repas le plus important au déjeuner et boire du thé au gingembre.

LES DOSHAS AYURVÉDIQUES

En ayurvéda, il y a trois *doshas*, ou constitutions corps-esprit : *vata* (air), *pitta* (feu) et *kapha* (terre). Votre apparence physique a tendance révéler votre dosha dominant mais la personnalité et le tempérament interviennent également et beaucoup d'entre nous sont une combinaison de deux doshas (bidoshique) ou des trois (tridoshique).

- ***Vata*** : Mince, élancé. Associé à l'éther, l'air et la légèreté. Une personnalité aux humeurs changeantes, impulsive et prompte à l'action. Le déséquilibre de vata se manifeste par des troubles du sommeil et de la digestion. Le vata doit s'alimenter à intervalle réguliers, manger plus tôt dans la journée, consommer des aliments cuits, surveiller son stress et éviter la moindre surcharge de stimulation.

- ***Pitta*** : Athlétique ou de morphologie moyenne. Associé au feu et à l'eau. Une personnalité fougueuse, forte. Le pitta supporte souvent mal la chaleur, a un métabolisme rapide et un esprit analytique aiguisé et aime se fixer des objectifs précis. Tout ce qui crée trop de feu perturbe le pitta. La compétitivité peut faire naître de la colère et de la frustration. « Calmer » le feu grâce à l'alimentation et le style de vie permet au pitta de conserver son équilibre, notamment en privilégiant des aliments rafraîchissants comme les salades et les concombres.

- ***Kapha*** : Plus costaud ou de morphologie plus ronde. Associé à la terre et à l'eau. Le kapha a tendance à être lent, stable, franc et à ne pas s'emporter facilement. Les symptômes de déséquilibre du kapha sont les migraines et la production de mucus. Le kapha a également tendance à s'enfermer dans une routine et être sujet à l'embonpoint. Le kapha a besoin de pratiquer régulièrement une activité physique pour faire augmenter sa fréquence cardiaque et doit limiter le sucre, manger davantage de fruits et de légumes et éviter de se laisser aller.

À noter que si vous ne regardez que la taille et le poids d'un individu, vous passez à côté de l'essentiel. Il est important de comprendre que le dosha d'un individu n'est pas un état figé. C'est davantage une ligne directrice pour adapter nos habitudes et nos comportements. Nos corps sont composés de fluides toujours en évolution en fonction de ce qui se produit dans nos vies et en fonction des saisons. Votre santé physique et votre bien-être dépendent de votre équilibre doshique. Il existe trois états :

- ***Équilibre*** : les trois doshas sont en harmonie.
- ***Excès*** : Un dosha est présent en une plus grande proportion.
- ***Insuffisance*** : Un dosha est présent en une plus faible proportion.

Même si vous vous identifiez davantage avec un dosha, votre objectif est de maintenir l'harmonie entre les trois et, pour atteindre cette harmonie, vous devez adapter votre régime alimentaire pour corriger les déséquilibres, améliorer votre style de vie pour réduire le stress et éliminer les déchets et les toxines de votre corps grâce aux plantes ayurvédiques, la triphala par exemple, une décoction à base d'herbes qui se consomme comme le thé pour l'équilibre des doshas et la détox. (La triphala possède un léger effet laxatif et n'est pas recommandé pour tout le monde, notamment les femmes enceintes. N'oubliez pas de consulter votre médecin avant d'essayer la triphala ou n'importe quel remède à base de plantes.)

ADAPTER L'AYURVÉDA À NOS VIES MODERNES

J'ai découvert l'ayurvéda au début de ma carrière de professeur de yoga lorsque j'avais une vingtaine d'années et je ne savais pas trop, au départ, comment intégrer cette pratique ancestrale dans ma vie d'une façon qui soit pratique et qui respecte les traditions dont elle est héritée. J'étais une jeune femme du Midwest, vivant à New York, enroulée dans un sari, en train de faire brûler de l'encens et de faire cuire des lentilles avec mes pairs et enseignants du monde du yoga qui semblaient faire de même, certains allant même jusqu'à changer de nom pour prendre un nom sanskrit. Je ne juge jamais ceux qui, comme moi, sont en quête de leur bien-être mais cela me semblait un peu incongru et je savais que je devais trouver une autre voie.

L'ayurvéda est devenu une tendance du bien-être et, aujourd'hui, il y a des experts occidentaux ayurvédiques qui se rendent régulièrement en Inde pour parfaire leurs études.

trouver son dosha

Voilà quelques questions à vous poser pour découvrir votre dosha dominant pendant cette phase de votre vie. L'autodiagnostic de son profil ayurvédique est toujours un processus imparfait et, si vous le pouvez, je vous conseille de consulter un médecin ou un praticien ayurvédique pour plus d'informations. Ces questions sont un point de départ et vos réponses vous indiqueront comment vous pouvez commencer à adapter votre régime alimentaire et votre style de vie pour trouver un équilibre. Si vous répondez oui à plus de questions associées à l'un des doshas que les autres, vous avez peut-être trouvé votre dosha dominant. Un même nombre de oui pour deux pourrait signifier que vous êtes bidoshique, et un même nombre de oui pour les trois pourrait signifier que vous êtes tridoshique.

Questions pour le dosha vata

- Avez-vous besoin de caféine pour avoir de l'énergie tout au long de la journée et pour passer d'une chose à la suivante, et commencez souvent plusieurs projets en même temps ?
- Êtes-vous plus créatif la nuit ? Avez-vous tendance à rester éveillé tard et à vous sentir éreinté le matin ?
- Avez-vous besoin d'aliments froids et rapides, de grignoter du sucré, des fruits, des chips et des biscuits secs et des jus de fruits pour vous donner de l'énergie ?
- Avez-vous l'impression d'avoir constamment des pensées créatives et avez-vous tendance à laisser certaines de vos idées en plan ?

Questions pour le dosha pitta

- Vous arrive-t-il souvent de ressentir à un moment de la joie et de la colère l'instant d'après ? Vous retrouvez-vous mêlé à beaucoup de disputes ?
- Est-ce que vous avez parfois l'impression que votre corps est en surchauffe ?
- Avez-vous, en général, l'impression d'avoir beaucoup d'endurance et de force physique tout au long de la journée ?
- Avez-vous beaucoup d'ambition et de motivation ?

Questions pour le dosha kapha

- Est-ce facile pour vous d'aimer et d'éprouver de la compassion pour autrui ? Vous arrive-t-il, parfois, de négliger tout le reste lorsque vous tenez à quelqu'un ?
- Ressentez-vous une sensation de régularité, de stabilité et de lenteur ?
- Ressentez-vous une sensation de lourdeur et avez-vous, parfois, l'impression d'être coincé là où vous êtes ?
- Avez-vous souvent les mains moites ?

Quel que soit votre dosha dominant, réduire le stress, manger moins d'aliments transformés, avoir une routine quotidienne qui inclut de manger votre repas le plus important à midi, pratiquer la méditation et faire régulièrement du sport sont recommandés pour conserver votre équilibre. Les listes suivantes contiennent des recommandations d'aliments et de boissons à consommer ou à éviter et/ou limiter selon votre dosha.

VATA

Symptômes de déséquilibre

Quand un dosha est en excès, le vata peut se sentir épuisé et souffrir de constipation, de déshydratation, de perte de poids, de troubles du sommeil, d'anxiété et rhume.

Éviter/Limiter

Aliments froids comme les salades, les boissons glacées et les légumes crus

Excès de caféine et de sucre

Consommer

Soupes chaudes, ragoûts et céréales chaudes

Fruits mûrs faciles à digérer

Aliments nourrissants ayant une texture moyennement solide, y compris les laitages, les fruits à coque crus et les beurres de fruit à coque

Épices douces comme le cumin, le gingembre, la cardamome, le sel, le poivre noir et la moutarde

Camomille, gingembre et thé au citron

Sport/Activité physique et style de vie

Le vata est sujet à l'anxiété et aime les sports de vitesse et les activités qui font transpirer. Pour conserver son équilibre, le vata doit pratiquer le yoga, la méditation ou la marche rapide. Se coucher de bonne heure pour avoir beaucoup de repos.

PITTA

Symptômes de déséquilibre

Lorsque son équilibre est perturbé, le pitta peut se montrer irritable, autocritique et agressif. Diarrhée, hausse de la température, appétit excessif et brûlures d'estomac.

Éviter/Limiter

Aliments fermentés, cornichons, crème aigre et les fromages

Aliments gras, épicés et salés et aliments frits

Café (pour les pittas souffrant de pyrosis et d'éruptions cutanées et sujets à des accès de colère, prompts à s'irriter ou à critiquer)

Consommer

Aliments chauds ou tièdes avec une texture moyennement solide

Aliments végétariens, légumes vapeur et crus, fruits sucrés, riz, blé et flocons d'avoine

Épices douces comme le curcuma, la cardamome et la menthe
Menthe poivrée et thé à la camomille

Sport/Activité physique et style de vie

Le pitta a tendance à avoir une bonne endurance et adore faire travailler ses muscles au maximum de leur capacité. Il aime les sports d'endurance, sur terre ou dans l'eau et toutes les activités qui lui permettent de pousser son corps dans ses retranchements. Le pitta doit penser à s'octroyer des jours de repos. Le pitta doit éviter le surmenage et la surcharge de stimulation.

KAPHA

Symptômes de déséquilibre

Stagnation mentale et physique. Intestins paresseux, rétention d'eau, prise de poids et sommeil excessif.

Éviter/Limiter

Consommation excessive d'aliments sucrés, gras, frits et salés.

Sucres ajoutés et lipides

Laitages

Consommer

Repas chauds et légers, des aliments peu cuits ou des fruits crus et des légumes

Aliments épicés et les épices fortes comme le poivre, l'ail, le fenouil et le gingembre ; de préférence, le cumin, le fenugrec, les graines de sésame et le curcuma

Sport/Activité physique et style de vie

Le kapha a tendance à la nonchalance et à éviter l'exercice physique mais une fois lancé, le kapha a plus d'endurance que tous les autres doshas. Le kapha peut aimer la musculation mais il doit ajouter pour son équilibre du cardio et des activités qui font transpirer. Essayez d'éviter de dormir pendant la journée. Restez toujours en activité en faisant de la marche rapide pendant la journée pour avoir un sommeil de meilleure qualité la nuit.

Méditer régulièrement, une séance facile de yoga, passer du temps dans la nature et instaurer une routine quotidienne sont conseillés pour tous les doshas.

café, alcool et ayurvéda

L'ayurvéda nous enseigne que tous les végétaux ont une utilité et que le café est, avant tout, un remède. La consommation de café peut avoir des effets bénéfiques pour certains types de dosha et des effets néfastes pour d'autres. En général, l'ayurvéda conseille de surveiller les effets qu'a le café sur vous et de décider de ne rien changer à votre consommation, de la réduire ou de supprimer le café, selon ces effets. Si vous avez besoin du café pour avoir de l'entrain, faites très attention à la qualité de votre sommeil et à vos niveaux d'activité pendant la journée. Pour les individus ayant une forte prédominance vata, il vaut peut-être mieux éviter le café et le remplacer par du thé au gingembre. Le café peut également perturber la concentration et le sommeil de certains vatas. Les pittas devraient également éviter le café, hormis la tasse au petit déjeuner pour lancer la machine parce que cela pourrait provoquer de la colère et des reflux gastriques chez ce type de dosha. Les kaphas peuvent avoir besoin du côté stimulant du café et son effet diurétique pourrait aider à assécher la nature lourde ou humide de kapha.

Selon les textes ayurvédiques, l'alcool atteint rapidement le corps et l'esprit et, à terme, la consommation d'alcool provoquera de l'agitation et de l'apathie. L'ayurvéda préconise également de consommer l'alcool avec modération et que cette consommation doit être adaptée aux qualités des aliments ou des boissons ingérées avec lui, à l'âge du consommateur, ses capacités digestives, son état de sa santé actuel, la saison et même l'heure. Pour les individus de constitution vata, l'ayurvéda recommande les bières douces à faible teneur en alcool ou le vin de prune qui a un effet apaisant. Pour les individus de constitution pitta, l'ayurvéda conseille un vin blanc amère ou astringent, par exemple le chardonnay pour se rafraîchir. Pour les individus de constitution kapha, l'ayurvéda conseille un vin rouge sec pour stimuler les feux. Quant à la quantité, la recommandation ayurvédique se situe entre 60 et 120 ml, une quantité inférieure à la recommandation de 150 ml de la médecine occidentale. Dans l'ensemble, l'ayurvéda recommande de respecter votre corps, de connaître votre passif et vos motivations lorsque vous décidez de consommer de l'alcool. Observez vos réactions et adaptez vos choix en conséquence pour avoir une vitalité optimale.

C'est certainement une noble quête mais les choses se compliquent lorsqu'ils essaient d'adapter ces pratiques pour la grande majorité sans idéaliser ou s'approprier la culture dans laquelle elles sont nées. Lorsque je me suis plongée dans l'étude de l'ayurvéda, je me suis également demandé s'il était essentiel d'apprendre la cuisine indienne pour intégrer l'ayurvéda dans sa vie. Je me suis posée cette question pendant un bon moment et je craignais que cette interrogation soit perçue comme un manque de respect ou, en posant cette question, de passer pour une tire-au-flanc. Lorsque j'ai enfin eu le courage de poser la question à quelques experts ayurvédiques, j'ai été soulagée de les entendre me répondre par la négative et que l'on peut appliquer le processus et les préceptes de l'ayurvéda à presque toutes les cuisines ou cultures et l'adapter à son style de vie.

Découvrir l'adaptabilité de l'ayurvéda m'a permis d'avoir une meilleure compréhension de cette tradition ancestrale et je suis heureuse de prêcher la bonne parole. La beauté de ces pratiques, c'est qu'elles existent indépendamment de la culture qui les a vues naître. Quand vous préparez et mangez ces plats, le rituel est tout aussi important que les recettes et les plats. Les recettes ayurvédiques sont nutritives mais lorsque nous ajoutons les rituels de préparation, de cuisson et de dégustation du repas à certains moments de la journée pour en retirer le maximum de bienfaits en matière de santé, nous appréhendons tous les bienfaits que nous apportent les aliments que nous consommons. Votre état d'esprit est également important. Selon l'ayurvéda, le chagrin, la tristesse, la colère, l'excès et le manque de sommeil peuvent provoquer des problèmes de digestion.

Pendant mon enfance en Illinois, le déjeuner était le repas le plus conséquent et le plus important de la journée dans ma famille, préparé par ma grand-mère et ma mère pour mes oncles lorsqu'ils revenaient de la ferme pour leur pause de la mi-journée. Les agriculteurs commencent à travailler avant le lever du soleil et, à midi, ils avaient déjà une longue journée de travail à récupérer. Ce repas leur apportait le carburant dont ils avaient besoin pour affronter le reste de la journée mais c'était également un rituel. Refuge, repos, famille et nourriture étaient les ingrédients essentiels qui accompagnaient une purée de pommes de terre, des pâtes et un rôti. Cette pause de la mi-journée leur donnait le repos dont ils avaient besoin dans une journée de travail déjà longue et leur donnait des forces pour retourner aux champs jusqu'au coucher du soleil. Il y avait aussi une raison pratique de faire cette pause à midi, lorsque le soleil était au zénith et le plus chaud.

La majorité d'entre nous ne travaillent pas dans une exploitation agricole et n'ont peut-être pas besoin d'un déjeuner aussi copieux que celui qui était servi à mes oncles, mais nous pouvons tous développer nos propres rituels compatibles avec nos styles de vie. Nous devons comprendre que ces rituels sont aussi essentiels pour notre santé que les ingrédients et les vertus thérapeutiques des aliments que nous ingérons. Si vous mangez souvent sur le pouce, envisagez de prendre le temps de vous asseoir et d'apprécier vos repas. Au lieu de prendre un sandwich pour déjeuner que vous avalerez devant votre ordinateur au travail, essayez d'en faire un rituel pour déjeuner à une table commune dans un café-restaurant près de votre travail, ou inviter un collègue de travail à déjeuner avec vous. Cela vous permettra de laisser à votre corps le temps dont il a besoin pour se reposer et digérer tout en vous faisant profiter des bienfaits de la conversation.

La véritable vocation de l'ayurvéda est d'être un équilibre optimal dans votre vie grâce à la connaissance de soi, les aliments et le rituel. Il s'agit de lever le pied et de respecter le rythme de la vie, au lieu d'essayer d'être le plus occupé possible. Il s'agit de comprendre que chaque instant est important, au lieu de se pousser dans ses derniers retranchements et de se reposer que lorsque nous sommes épuisés. Il s'agit d'apprendre ce que signifie se nourrir convenablement et de respecter le rythme naturel de la vie. C'est ce que j'espère partager avec vous et je veux que vous gardiez cela à l'esprit au moment où nous nous embarquons dans la partie « réinitialisation » de ce chapitre.

II est temps de commencer notre réinitialisation ! Tout au long de ce chapitre, essayez de ne pas perdre de vue les intentions que nous avons choisies au début de ce chapitre et laissez-vous guider par les préceptes de l'ayurvéda sans vous attacher au dogme. Vous voulez améliorer votre santé et votre bien-être, pas devenir le disciple d'une école de pensée ou d'une façon de s'alimenter.

Manger sain et manger bien

Manger des aliments naturels, frais et locaux est fantastique parce que l'équilibre écologique nous permet d'être en phase avec l'un des principaux préceptes de l'ayurvéda. Le prana, le terme ayurvédique pour l'énergie vitale, votre énergie et l'énergie de ce que vous consommez. Les aliments riches en prana sont ceux qui poussent dans la nature. L'ayurvéda nous enseigne que dès qu'un aliment est cueilli, son prana commence à s'estomper lentement. Consommer le plus d'aliments frais possible, en faisant vos courses sur les marchés ou dans la section produits locaux de votre magasin ou cultiver certains de vos légumes nourrit votre énergie vitale essentielle. Si vous avez déjà mangé une pomme juste après l'avoir cueillie sur l'arbre ou cueilli une framboise pour la déguster immédiatement, vous avez senti le supplément de goût et l'émotion que manger un fruit frais procure. Cette façon de s'alimenter est tellement simple mais elle se perd parce qu'aujourd'hui nous avons le luxe, dans nos sociétés modernes, de pouvoir manger presque tout ce que nous voulons, tout au long de l'année. Les aliments sont acheminés dans le monde entier et cultivés dans des serres tout au long de l'année mais ce luxe a un coût pour l'environnement et pour notre santé. Nous devons modifier nos habitudes d'achat et nos habitudes alimentaires pour acheter des produits locaux et de saison pour soutenir notre vitalité.

être tous les jours à l'écoute de vos sensations

À la fin de votre *Détox corps et esprit* de 28 jours, il n'y a absolument rien de mal – et c'est même sain – à vous autoriser, de temps à autre, quelques douceurs et autres « petits plaisirs » qui sont des entorses aux règles « manger sain ». Tant que c'est avec modération. Vous devrez continuer de suivre ces règles et les petits plaisirs doivent être l'exception, pas la règle. C'est une question d'équilibre. L'objectif n'est pas de vous priver. C'est la satisfaction de qui vous êtes et les sensations que votre alimentation vous procure que vous devez viser.

Tout au long de la semaine 3, vous devez, tous les jours, être à l'écoute de vos sensations physiques et émotionnelles. Ressentez-vous un sentiment de privation ? Devez-vous faire de gros efforts pour ne pas céder à vos envies ? Si tel est le cas, saisissez l'occasion de faire une introspection et de renouer avec vos objectifs grâce à l'une des routines de méditation du chapitre 1. Lorsque nous nous sentons stressés et perturbés mentalement, nous sommes plus enclins à consommer de la *junk food* ou une sucrerie et nous éloigner de nos objectifs. Mais nous ne devons jamais perdre de vue qu'il s'agit d'un remède rapide qui ne nous procurera pas les sensations que nous voulons ressentir à long terme.

RÈGLES « MANGER SAIN »

Ceci étant dit, il est temps pour moi de vous présenter mes règles « manger sain » que vous allez suivre pendant la semaine 3 et que nous devons tous intégrer de façon pérenne à notre régime alimentaire.

Manger sain Règle 1 : Manger frais, local et bio

Manger des produits naturels et locaux est excellent pour vous et c'est excellent pour notre planète. Allez faire un tour sur le marché de producteurs le plus près de chez vous et vous verrez qu'il est difficile de ne pas se sentir inspiré par les couleurs chaudes des fruits et des légumes frais, des pains artisanaux et des confitures que vous y trouverez ! Bien sûr, vous pouvez également trouver des produits naturels et locaux dans les rayons de la grande surface installée près de chez vous ; il suffit juste de faire attention à ce que vous achetez et à l'endroit où ils ont été cultivés, des informations qui sont disponibles mais auxquelles nous ne prêtons pas toujours attention.

L'Environmental Working Group (EWG) est une source d'informations de confiance. C'est un groupe d'activistes qui publie des informations sur les conditions dans lesquelles sont cultivés les fruits et les légumes, notamment l'utilisation de pesticides et d'OGM et leur impact sur notre santé. Visitez leur site web, www.ewg.org, et lisez leurs rapports pour rester informé sur les pratiques du secteur alimentaire et sur des sujets comme l'eau potable, la santé publique, les toxines, les produits chimiques, les biens de consommation, les cosmétiques, les ressources énergétiques et la santé des enfants. Selon l'EWG, des études ont montré que les pesticides étaient responsables d'un grand nombre de problèmes de santé, de neurotoxicité, de cancer et de dérèglements hormonaux. L'EWG publie une liste baptisée « The Dirty Dozen » [« Les Douze Salopards », *ndt*] sur laquelle vous trouverez les fruits et légumes qui contiennent les niveaux les plus élevés de pesticides. Vous feriez donc mieux de choisir les versions bio de ces fruits et légumes. Il vaut mieux acheter des produits bio, lorsque c'est possible, mais lorsque ça ne l'est pas ou si ce n'est pas dans vos moyens, ce sont des informations à connaître.

LES DIRTY DOZEN

Fraise
Épinard
Chou frisé
Nectarine
Pomme
Raisins
Pêche
Cerise
Poire
Tomate
Céleri
Pomme de terre
Piment

L'EWG publie également une liste baptisée « The Clean Fifteen » les 15 fruits et légumes qui contiennent la plus faible quantité de pesticides, en fonction des produits chimiques utilisés dans les récoltes et tous les traitements appliqués aux fruits et aux légumes. Cette liste, comme la « Dirty Dozen », est actualisée chaque année. Vérifiez sur le site web de l'EWG que vous disposez des dernières informations sur le sujet. Selon l'EWG, vous pouvez choisir les versions traditionnelles de ces articles, au lieu de leur version bio, pour faire des économies.

LES CLEAN FIFTEEN

Avocat
Maïs sucré
Ananas
Petits pois congelés
Oignons
Papaye
Aubergine
Asperge
Kiwi
Chou
Chou-fleur
Melon
Brocoli
Champignon

Lorsque j'ai commencé à privilégier les produits bio, il y a environ quinze ans, j'ai constaté qu'il y avait désormais plus de fruits et de légumes et de moins d'aliments conditionnés dans mon panier de course. Je voulais avoir davantage d'énergie, être moins souvent malade et perdre l'habitude de compter sur la caféine et le sucre comme source d'énergie. J'ai commencé à chercher des marchés sur lequel les producteurs locaux vendaient leurs produits et j'y ai découvert des aliments cultivés localement extraordinaires et cela m'a permis de rencontrer les producteurs. Il y a de la magie à être plus en phase avec ce que nous consommons. Et si vous pensez qu'acheter des produits locaux et bio est plus cher, vous pourriez être surpris par l'argent que vous pouvez économiser en préparant des repas avec des produits frais au lieu d'acheter des aliments conditionnés ou des plats préparés. Michael Pollan, une autorité en la matière, nous conseille de faire nos courses uniquement dans les allées périphériques des supermarchés parce que c'est là que se trouvent les « véritables » aliments (alias les produits alimentaires, les laitages et la viande). Vous devez éviter les allés centrales parce que c'est là que vous trouverez les produits transformés et les plats cuisinés qui apportent des calories rapides mais qui ne sont pas très bonnes pour notre santé.

Viande et laitages

Les préoccupations en matière de santé et de développement durable ont conduit une frange de la population à réduire sa consommation de viande et de laitages, et certains sont même devenus végans. Si vous choisissez de consommer de la viande et des laitages, il est de très loin préférable pour votre santé et pour l'environnement de consommer des produits locaux, bio et sans hormone et éviter les produits de l'élevage intensif. D'après les préceptes de l'ayurvéda, la consommation de ces produits dépend de votre constitution et de vos besoins en termes de santé, et il s'agît, bien sûr, d'une décision personnelle en fonction de vos valeurs ou de vos considérations religieuses. Il est également essentiel de prendre en compte les dernières découvertes scientifiques sur les effets de la consommation de viande et de laitages sur la santé. *Le rapport Campbell*, un ouvrage qui s'appuie sur une étude conduite pendant vingt ans par l'Académie chinoise des médecines préventives, l'Université Cornell et l'Université d'Oxford, a mis en évidence une corrélation entre la consommation de produits d'origine animale (y compris les laitages) et certaines maladies chroniques comme les maladies coronariennes, le diabète, le cancer du sein, le cancer de la prostate et le cancer de l'intestin.

L'ayurvéda recommande de manger de la viande avec modération, pas tous les jours et d'en ajouter de temps en temps, au repas de la mi-journée pour laisser beaucoup de temps pour la digestion. Les œufs, selon l'ayurvéda, sont lourds et difficiles à digérer mais très nutritifs et des individus ayant un bon système digestif peuvent les inclure régulièrement dans leur régime. Malgré la popularité croissante des laits et fromages végétaux, l'ayurvéda maintient sa position sur les bienfaits du lait, du yaourt et du ghee. Les recommandations sont : un élevage en plein air, bio, et (si possible) lait cru et laitages. Les études scientifiques nous apprennent que les produits au lait cru peuvent abriter des micro-organismes dangereux qui peuvent provoquer des maladies graves. Il est important d'envisager les conseils ancestraux de l'ayurvéda à travers le spectre des dernières découvertes scientifiques et, bien sûr, de conserver son esprit critique et de demander son avis à votre médecin pour tout ce qui concerne votre régime alimentaire et votre style de vie.

Il est possible que, dans un proche avenir, les experts qui transmettent l'ayurvéda puissent actualiser ces recommandations pour qu'elles tiennent compte des dernières découvertes scientifiques. Quoi qu'il en soit, il est toujours préférable de consommer des produits naturels, frais, locaux sans pesticides ni additifs chimiques. Vous ne devez pas oublier que l'ayurvéda s'est développée bien avant l'existence de l'industrie alimentaire et de l'élevage intensif. Aujourd'hui, nous devons prendre en compte tout un nouveau tas de commodités et de facteurs qui peuvent nous induire à effectuer des choix alimentaires malsains. Comme le suggère l'ayurvéda, *vous* êtes l'ingrédient le plus essentiel pour votre bien-être. Réfléchissez bien avant de faire des choix pour votre régime alimentaire, consultez régulièrement votre médecin pour faire un bilan de santé et modifiez votre régime alimentaire pour l'adapter à vos besoins individuels.

Manger sain Règle 2 : Attention aux tendances alimentaires

En ce moment, il est facile de se faire avoir mais nous n'avons pas besoin de regarder très loin pour nous rappeler les conséquences des prétendues tendances alimentaires « saines ». Vous vous souvenez de l'olestra dans les années quatre-vingt-dix ? Si vous avez besoin d'un rappel, l'olestra était un lipide artificiel qui n'ajoutait pas de matière grasse et qui a été approuvé par la FDA [La « Food and Drug Administration », l'administration américaine des denrées alimentaires et des médicaments, *ndt*] en 1996 comme substitut aux graisses et aux huiles dans certains aliments conditionnés comme les chips et les Doritos. Cela semblait trop beau pour être vrai, n'est-ce pas ? Ça l'était. Les effets contraires ont conduit la FDA à ajouter l'avertissement sanitaire suivant sur tous les produits contenant de l'olestra : « Ce produit contient de l'olestra. L'olestra peut provoquer des crampes abdominales et des diarrhées. » Pas étonnant que le produit ait fini par perdre de sa popularité. Je me souviens avoir essayé ces chips lorsque j'étais au lycée quand cette tendance battait son plein et avoir ressenti ces sévères crampes abdominales. Beurk.

Les tendances douteuses ne manquent pas de nos jours. Le collagène comestible, par exemple, est un complément onéreux qui promet une meilleure qualité de votre peau, de vos cheveux et de vos ongles et que vous pouvez ajouter dans les smoothies et du café sous forme de poudre ou prendre en gélules. Il y a peu de preuves que ces produits fonctionnent et les professionnels de la santé sont sceptiques, vu que la poudre de collagène se dissout dans le système digestif avant de pouvoir atteindre la peau pour lui apporter les bienfaits promis. Mais, malgré le manque d'études concluantes, le collagène reste un produit populaire.

L'industrie des compléments alimentaires dans son ensemble est en plein essor. Elle met sur le marché tout un tas de gélules, de poudres et de potions qui promettent à leurs acheteurs de nombreux bienfaits en termes de bien-être : sommeil de meilleure qualité, antivieillissement, réduction de l'anxiété, santé intestinale et fertilité, entre autres. Le secteur des compléments alimentaires n'étant régulé par la FDA que depuis 2019, les fabricants pouvaient auparavant affirmer que leurs produits présentaient des bienfaits thérapeutiques sans l'obligation de présenter la moindre étude ni le moindre test pour étayer ces promesses. Résultat des courses, des millions de personnes prennent des compléments alimentaires qui peuvent n'avoir aucun bienfait tout en présentant, peut-être, un danger pour leur santé. Vous devez donc faire preuve de vigilance et de bons sens : consultez toujours votre médecin ou un professionnel de santé en qui vous avez toute confiance avant de prendre un nouveau complément alimentaire ou essayer je ne sais quel produit qui est censé améliorer votre santé.

Manger sain Règle 3 :
Manger pour faciliter la digestion et respecter le rythme de la journée

Cette règle est un principe de l'ayurvéda et elle est mise en pratique dans des pays méditerranéens comme l'Espagne où les résidents prennent de longues pauses déjeuner suivie d'une pause en début d'après-midi. Ce n'est pas le cas aux États-Unis mais nous retirerions beaucoup de bienfaits à les imiter.

L'ayurvéda conseille de prendre un petit déjeuner léger pour apporter de l'énergie au corps mais sans alourdir la digestion. Le déjeuner est le repas le plus consistant de la journée pour laisser au corps le temps de bien le digérer pendant le reste de la journée. Le dîner est plus léger que le déjeuner pour laisser le système digestif se reposer pendant que vous dormez. C'est ce que fait ma grand-mère ; une habitude qu'elle a acquise en travaillant dans une ferme. À 90 ans, elle se lève à 4 heures avec l'énergie de coudre ses célèbres dessus-de-lit. Elle prend du café avec quelque chose de léger, par exemple un toast avec du beurre de cacahouète comme petit déjeuner. Elle travaille sur ses dessus-de-lit jusqu'à midi et quand des membres de la famille passent parfois la voir, tout le monde fait une pause pour prendre des nouvelles, discuter et se reposer. Pour déjeuner, le menu est varié : salade de fruits, soupe, rôti, pain et purée. Elle fait souvent la sieste dans l'après-midi avant de se remettre au travail. Elle dîne à 17 ou 18 heures, en général quelque chose de léger, par exemple des restes du déjeuner. Ma grand-mère n'a pas étudié les préceptes de l'ayurvéda mais le calendrier de sa journée et ses habitudes alimentaires et de travail sont les mêmes que ceux préconisés par cette pratique ancestrale.

Ce rythme de repas suit le cours de la journée mais beaucoup d'entre nous court-circuite ce rythme pour l'adapter à nos emplois du temps surchargés. Beaucoup d'entre nous ne peuvent pas se lever avec le soleil et prendre une longue et plaisante pause déjeuner au milieu de la journée. Mais nous devrions, au moins, éviter de déjeuner sur nos bureaux ou devant l'ordinateur et prendre un véritable repas qui nous rassasie et nous évitera d'avoir l'estomac qui grogne à l'heure du dîner. Nous pouvons également prendre la décision de commencer la procédure d'endormissement plus tôt dans la soirée, dîner plus légèrement et éviter de grignoter en fin de soirée afin de mieux dormir et nous réveiller en nous sentant mieux reposé. Nous pouvons tous récolter les bénéfices de l'écoute des besoins de notre corps et ainsi simplifier nos vies en conséquence.

Manger sain Règle 4 : Explorer les bienfaits thérapeutiques des épices

Les épices sont un moyen extraordinaire d'ajouter de la saveur à vos plats et elles possèdent également quelques grandes vertus thérapeutiques. Voici quelques-unes des mes épices préférées pour cuisiner.

le jeûne intermittent

Le jeûne intermittent s'inspire de l'ayurvéda, qui recommande de prendre le repas le plus conséquent à la mi-journée, d'éviter de grignoter et de prendre juste un dîner léger pour offrir à notre système digestif un repos complet. Le jeûne intermittent a également reçu le soutien de plusieurs études scientifiques récentes et est devenu une grosse tendance alimentaire ces dernières années. Plusieurs études ont montré que le jeûne intermittent favorise la perte de poids et la régénération cellulaire, réduit les inflammations et le risque de développer certaines maladies. Il repose sur la logique suivante : entre deux repas, si nous nous abstenons de grignoter, notre taux d'insuline descend et les cellules de notre organisme où sont contenues les lipides peuvent libérer les sucres qu'elles ont stockés pour nous fournir de l'énergie. Ce sucre stocké dans nos cellules serait, sans cela, acheminé jusqu'à nos cellules adipeuses par l'insuline, mais l'idée est qu'en laissant notre taux d'insuline descendre suffisamment pendant suffisamment longtemps, nous brûlons notre masse grasse.

La variante la moins radicale, connue sous le nom de « time-restricted feeding », l'alimentation en temps restreint, dans laquelle vous mangez sur un rythme 16/8 ; en d'autres termes, vous prenez chaque jour vos repas dans une fenêtre de 8 heures et vous jeûnez pendant les 16 heures restantes (généralement entre le dîner et le petit déjeuner) pour maximiser le temps de repos de votre système digestif et permettre à votre taux d'insuline de descendre. Il existe beaucoup de variantes de jeûne intermittent beaucoup plus radicales mais je vous conseille de consulter votre médecin avant d'essayer l'une d'entre elles. Tous les individus souffrant de troubles des comportements alimentaires, les femmes enceintes et les femmes qui allaitent doivent éviter le jeûne intermittent.

Je pratique une version simplifiée et moins radicale de jeûne intermittent que je vous conseille comme variante à essayer, si elle peut s'adapter à votre style de vie : évitez de grignoter le soir et prévoyez votre soirée de façon à terminer de dîner tôt. Je dîne en général entre 17 et 18 heures et j'évite de grignoter après dîner. J'ai constaté que cela améliore la qualité de mon sommeil et me permet d'avoir plus d'énergie au réveil. Cela a également énormément réduit mes envies de sucre pendant la journée. J'avais l'habitude d'avoir envie d'un grand bol de crème glacée avant de me coucher. Je cédais à cette envie mais j'avais beaucoup de mal à m'endormir, je me réveillais groggy et ballonnée. Mon objectif n'est pas de perdre du poids mais le jeûne intermittent a amélioré la qualité de ce que je mange aux repas et mes niveaux d'énergie au réveil. Si vous souhaitez perdre du poids, le jeûne intermittent pourrait être un excellent changement de style de vie durable pour vous, mais considérez-le comme une décision pour améliorer votre santé et votre bien-être, à faire avec modération, pas comme un régime miracle.

Cannelle — contrôle la glycémie, contient des antioxydants, est anti-inflammatoire et peut réduire le risque de maladie du cœur. J'adore la râper sur des pommes au four, du porridge et des plats au riz ou ajouter un bâton de cannelle dans mon thé.

Curcuma — connu pour ses propriétés antioxydantes et anti-inflammatoires, le curcuma est la mère des épices du bien-être. Des études ont montré qu'il protège et améliore la santé de presque tous les organes du corps. Ajouté sur du riz, saupoudré sur des légumes, dans des soupes, et comme garniture dans vos salades.

Gingembre — baptisé le remède universel (*vishwabeshaja*) en ayurvéda, le gingembre est un élément thérapeutique de base avec un bonus. Le gingembre est reconnu pour booster la circulation, lutter contre les rhumes et faciliter la digestion. J'adore ajouter du gingembre râpé sur mes légumes sautés, le riz et les soupes mais aussi sur le thé et les smoothies.

Cumin — utilisé dans de nombreuses recettes méditerranéennes, mexicaines, indiennes et du Moyen Orient, le cumin possède pléthore de bienfaits : réduction de la glycémie et du cholestérol, contrôle et accélération de la digestion, en plus d'être une excellente source de fer. Ajouté au thé et bu avant de se mettre au lit, il est aussi excellent pour le sommeil. Vous pouvez facilement ajouter du cumin aux soupes, aux sauces et aux assaisonnements de vos salades.

Coriandre — vous pouvez utiliser les feuilles et les graines pour cuisiner. C'est une épice douce qui peut soulager un système digestif irrité. Elle est facile à ajouter dans du riz, des soupes, les légumes cuits au four et les salades.

Manger sain Règle 5 :
Cuisiner pour vous

Participer à la préparation des repas est probablement l'une des meilleures choses que vous puissiez faire pour votre bien-être. Vous n'avez pas besoin d'être un grand chef pour aimer préparer vos repas. Commencez par un repas par semaine – par exemple un dîner le dimanche – et voyez où cela vous mène. Cuisiner peut être une excellente routine de bien-être qui booste la créativité, réduit le stress et vous permet de lever le pied et de renouer avec vous-même.

Ma mère me taquine tout le temps sur la grande part que la cuisine occupe dans mon style de vie alors qu'adolescente cela ne m'intéressait pas. Tout a changé pour moi lorsque j'ai atteint un point de rupture niveau stress dans ma vie et que j'ai voulu me sentir mieux. J'ai pris la décision d'acheter davantage de fruits et de légumes frais et de céréales bonnes pour la santé. J'ai commencé à demander à des amies de me conseiller des recettes et à en chercher de nouvelles. Le déclic est venu lorsque j'ai commencé à simplifier ces recettes pour les adapter à mes besoins et à remplacer certains ingrédients pour donner naissance à mes propres versions. C'est la liberté de pouvoir inventer mes propres recettes qui m'a donné envie de cuisiner.

Pour vous offrir la liberté d'improviser, vous devez avoir un bon stock de denrées de base dans votre cuisine. Et aussi faire vos courses chaque semaine, en fonction des repas que vous avez envie de préparer pendant la semaine suivante. Voilà une liste de mes denrées de base pour vous aider à constituer votre stock. Ces denrées me permettent d'inventer facilement une variété de repas pour tout le monde ou quelque chose de facile et de rapide juste pour moi.

ÉPICES

Cannelle
Curcuma
Gingembre (frais et en poudre)
Sel de mer
Poivre noir
Piment rouge en flocons
Cumin
Coriandre

DANS LE GARDE-MANGER

Flocons d'avoine
Riz basmati
Haricots mungo
Pâtes
Pâtes de riz
Haricots noirs
Noix de cajou
Amandes
Beurre de cacahuète
Miel
Thé
Huile olive
Huile de noix de coco

SUR LE PLAN DE TRAVAIL

Pommes
Bananes
Tomates
Pommes de terre
Pain frais

DANS LE RÉFRIGÉRATEUR

Lait d'avoine
Légumes à feuilles vertes (de saison)
Céleri
Citrons
Citrons verts
Champignons
Carottes
Brocolis
Yaourt (noix de coco)
Oignons
Ail

Manger sain Règle 6 : Créer une communauté autour des aliments

Prendre nos repas en commun est une tradition profondément inscrite dans notre histoire et notre ADN culturel à laquelle nous avons renoncé dans nos vies modernes chargées, dans lesquelles nombre d'entre nous mangent seul ou sur le pouce. Plusieurs études conduites par l'Université d'Oxford révèlent qu'un individu qui prend très souvent ses repas avec un ou plusieurs tiers a une probabilité plus élevée de se sentir heureux et satisfait de sa vie. Les individus pour qui les repas sont une occasion de socialiser ont une probabilité plus élevée d'avoir une meilleure opinion d'eux et un réseau social plus étendu qui peut leur apporter un soutien social et émotionnel.

L'ayurvéda nous rappelle que nous avons besoin d'un esprit sain pour avoir une bonne digestion. On ne trouve pas grand-chose sur les repas pris en commun dans les textes ayurvédiques, probablement parce qu'au moment de sa rédaction, il était inimaginable que quelqu'un puisse manger assis à son bureau ou courir à une réunion en mangeant. Rompre le pain et partager un repas avec la famille, des amis et des voisins a joué un rôle essentiel dans notre survie, physiquement et socialement. Ce n'est que récemment que nous nous sommes éloignés de cette pratique de bien-être de bon sens à cause de nos emplois du temps chargés. Il est peut-être irréaliste de ne jamais prendre un repas seul mais c'est une excellente idée de vouloir partager le plus souvent possible ses repas avec des tiers pour améliorer notre bien-être et d'en faire une de nos priorités, au même titre que nos séances de méditation et d'exercice physique.

Manger sain Règle 7 : Manger des produits de saison

Manger des produits de saison signifie manger des aliments pendant la saison où ils poussent naturellement et sont cueillis dans la région où vous habitez. Selon les préceptes de l'ayurvéda, manger des produits de saison nous aide à faire la transition et à nous épanouir pendant chaque saison de l'année. Chaque saison en ayurvéda correspond à un dosha. Pendant l'été/pitta, privilégiez les aliments rafraîchissants, des fruits frais et des salades. En automne et au début de l'hiver/vata, des aliments plus chauds et plus nourrissants, des soupes, des ragoûts et des légumes-racines rôtis. À la fin de l'hiver et au début du printemps/kapha, des aliments chauds, cuits, légèrement gras et épicés.

Manger des produits de saison nous aide à rester en phase avec la nature et à respecter le rythme des saisons. Cela nous permet également de rester en phase avec ce qui se passe dans le monde qui nous entoure, soutenir l'économie locale en plus d'être une bonne action pour l'environnement. Faire vos courses sur les marchés de producteurs locaux ou rejoindre un programme de coopérative agricole sont d'excellents moyens d'apprendre quels fruits et légumes sont cueillis chaque saison. Démarrer votre propre potager, dans votre cour, sous votre porche ou dans une jardinière est un autre moyen d'apprendre comment poussent les fruits et les légumes et de goûter les fruits (et les légumes) de votre labeur. Même sur le rebord d'une fenêtre, vous pouvez planter et faire pousser des choses simples comme du basilic, de la menthe, de l'origan, des tomates, des haricots verts et des légumes-feuille. Si cultiver vos propres fruits et légumes vous paraît une trop lourde tâche, commencez par un jardin d'herbes aromatiques !

Plats et recettes : Nourriture pour le corps, l'esprit et l'âme

En ma qualité de professeur de yoga et d'ancienne danseuse, j'ai toujours compté sur l'exercice physique comme principal moyen de rester en phase avec moi-même et pour améliorer mon bien-être. Mais après avoir passé du temps à étudier le pouvoir thérapeutique des aliments – pas seulement en mangeant les aliments que j'aime mais aussi en faisant les courses pour les acheter ou en les cultivant moi-même, en les préparant et en les partageant avec d'autres – j'ai compris que les aliments sont le principal élément de notre bien-être global. Vous aurez beau enchaîner les séances de méditation et de yoga et désencombrer vos vies de fond en comble, si nous ne prenons pas le temps de bien nous alimenter, il manque quelque chose à nos vies.

« Les aliments sont le carburant du corps » est une phrase que nous entendons souvent, trop souvent. Si nous considérons les aliments uniquement comme un carburant, nous passons à côté de la façon dont ils nous nourrissent vraiment et les bienfaits qu'ils nous apportent. Pour certains d'entre nous, cuisiner et passer du temps en cuisine est inutile ou « pas notre truc » parce que nous pensons que cela ne nous intéresse pas ou que nous n'avons pas le temps. Pour moi, c'est comme dire que vous n'avez pas le temps de faire du sport ou de prendre une douche. Cuisiner et bien manger est une partie essentielle de l'entretien de nos corps ! Ceci dit, voilà mes recettes nutritives et saines préférées pour faire régner l'harmonie entre le corps, l'esprit et l'âme. Les recettes présentées ici sont toutes végétariennes et s'inspirent de l'ayurvéda, mais n'hésitez pas à ajouter de la viande ou une source de protéine comme le tofu si vous préférez. Je vous conseille de manger

« sain » pendant cette période de détox, en d'autres termes, optez le plus possible pour des aliments naturels, non transformés et bio. Je ne suis pas en train de vous suggérer d'adopter un régime alimentaire végétarien sauf si c'est quelque chose que vous avez envie d'explorer pour votre bien-être personnel mais plusieurs études ont montré que limiter la viande et les laitages sont bénéfiques pour la santé. Vous devez consulter votre professionnel de santé lorsque vous faites un changement alimentaire majeur pour tenir compte de vos besoins précis. Pendant la semaine 3 de votre réinitialisation, essayez de glisser ces recettes dans quelques-uns de vos repas et en-cas. Et n'ayez pas peur de vous approprier ces recettes et d'improviser !

recettes détox corps

latte au curcuma

2 PERSONNES

Boire du thé au curcuma est l'un des meilleurs moyens de permettre à votre corps d'utiliser ce rhizome aux vertus thérapeutiques grâce à la biodisponibilité, en d'autres termes combinés avec d'autres ingrédients de façon à ce qu'il soit plus efficace pour votre corps. Dans ce latte, combiner le curcuma avec du poivre noir augmente la biodisponibilité de la curcumine, le principe actif anti-inflammatoire. Les lipides du lait facilitent aussi l'absorption. Sans compter que ce latte est délicieux, amusant à préparer et a un succès fou auprès des invités qui viennent prendre un thé ou un café. J'en prépare l'après-midi, lorsque j'ai tendance à ressentir un coup de barre et cela me donne un coup de fouet beaucoup plus important que le café !

Dans cette recette, vous pouvez utiliser du curcuma en poudre que l'on trouve dans le commerce mais je vous conseille d'acheter des rhizomes de curcuma frais, de les laisser sécher à l'air, sur un rebord d'une fenêtre, pendant quelques jours ou dans un déshydrateur ou dans votre four à basse température puis de les moudre dans un robot de cuisine ou un mixeur doté d'un moteur très puissant. C'est le meilleur moyen d'avoir de la poudre de curcuma fraîche, suralimentée en bienfaits et de connaître la provenance des aliments que vous consommez.

1 tasse de lait d'avoine ou d'un autre lait non sucré de votre choix
1/2 tasse d'eau filtrée
1/2 cuillère à café de poudre de cannelle et un peu plus pour la garniture
1/2 cuillère à café de poudre de curcuma en vente dans le commerce ou de poudre de curcuma maison (recette ci-dessous)
1 pincée de poivre noir moulu
1 cuillère à café de poudre de gingembre
1 cuillère à café de sirop d'érable pur

1. Mélangez à l'aide d'un fouet le lait d'avoine, l'eau, la cannelle, le curcuma, le poivre et le gingembre dans une petite casserole. Portez lentement à ébullition à feu moyen. Réduisez à feu doux et laissez mijoter pendant 10 minutes, ajoutez le sirop d'érable et battre.

2. Retirez du feu, répartissez dans deux mugs et saupoudrez de cannelle ou nappez avec de la crème fouettée de noix de coco.

poudre de curcuma maison

ENVIRON 2 CUILLÈRES À SOUPE

5 ou 6 morceaux (de 5 à 7,5 cm) de rhizome de curcuma frais, épluchés

1. Préchauffez le four à 60°C. Placez le curcuma sur une plaque de cuisson et laissez cuire pendant 5 heures ou jusqu'à ce que le rhizome soit croustillant. (Autre option, placez le curcuma sur une plaque sur un rebord de fenêtre baignée par le soleil pendant quelques jours jusqu'à ce que la racine soit sèche.)

2. Versez le curcuma séché dans un robot de cuisine ou un mixeur doté d'un moteur très puissant et réduisez-le en poudre.Si vous le désirez, vous pouvez tamiser la poudre de curcuma à l'aide d'un tamis à fine maille pour éliminer les plus gros grains. Conservez la poudre de curcuma dans un récipient hermétique.

crème fouettée à la noix de coco

2 PERSONNES

La crème fouettée à la noix de coco est un véritable délice et elle est plus facile à préparer que vous ne le pensez ! Elle est également tellement plus saine que la crème fouettée industrielle que vous avez probablement pulvérisée sur les desserts pendant toute votre enfance à chaque réunion de famille.

---

1 boîte (400 ml) de lait de coco entier sans sucre

1. Placez la boîte de lait de coco dans le réfrigérateur toute la nuit.

2. Ouvrez la boîte, prélevez à la cuillère la crème blanche solide qui s'est formée sur le dessus et versez-la dans un saladier de taille moyenne. (Mettez l'eau de noix de coco – le liquide blanc cassé restant dans la boîte – au réfrigérateur pour un autre usage, un smoothie par exemple.)

3. Fouettez la crème de noix de coco avec un mixeur à main jusqu'à ce que des pics se forment.

4. Utilise immédiatement comme mousse sur votre latte. Conservez le reste dans un récipient hermétique au réfrigérateur 3 jours maxi.

thé glacé à la menthe laissé infusé au soleil

6 PERSONNES

En ma qualité d'ancienne accro au café, je sais à quel point il peut être difficile de rester hydraté lorsque vous avez constamment des envies de caféine – qui déshydrate le corps ! Mais si j'ai pu apprendre à dompter ces envies, c'est à la portée de tous. Arrêter brutalement la caféine et ne boire que de l'eau peut paraître un peu trop radical. Ce thé rafraîchissant vous apporte un boost et il est également très nourrissant et très hydratant. Je tiens cette recette de ma mère qui avait l'habitude d'en faire dans une énorme carafe en verre sur notre porche, devant la maison, en été. Vous pouvez également le laisser infuser à l'intérieur, à côté d'une fenêtre ensoleillée, en hiver. Omettez le thé vert si vous voulez une boisson sans caféine.

Eau filtrée
1 grosse poignée de menthe fraîche
1 cuillère à café d'extrait de vanille pure
1 cuillère à soupe de sirop d'érable pur (facultatif)
2 sachets de thé vert (facultatif)

1. Remplissez un bocal en verre de 2 litres d'eau. Ajoutez la menthe, la vanille, le sirop d'érable (si vous choisissez d'en ajouter) et les sachets de thé (si vous choisissez d'en ajouter).

2. Laissez le bocal dehors au soleil ou près d'une fenêtre ensoleillée et laissez reposer pendant au moins 1 heure ou jusqu'à ce que l'eau change de couleur et prenne une teinte entre marron clair et marron vert selon le type de menthe et de thé vert que vous avez utilisé. Plus vous laisserez le thé infuser au soleil, plus la couleur sera sombre et si vous utilisez du thé vert, la boisson sera plus forte.

3. Servez sur des glaçons ou ajoutez une poignée de glaçons dans chaque verre pour une délicieuse boisson rafraîchissante.

thé agni

4 PERSONNES

Ce thé est un incontournable en ayurvéda et délivrera vraiment votre feu digestif. Préparez-vous une tasse à déguster dès le réveil. Pour aller encore plus loin, vous pouvez en préparer une grande quantité d'un seul coup que vous verserez dans un thermos pour en boire tout au long de la journée. Vous allez devenir accro au rituel de préparer ce thé et aux sensations qu'il vous procure !

---

4 tasses d'eau filtrée
2 poignées de gingembre frais émincé
2 cuillères à café de sel de mer
1 cuillère à café de poivre de Cayenne
Jus d'1 citron vert

1. Mélangez, dans une petite casserole, l'eau, le gingembre, le sel et le poivre de Cayenne et portez à ébullition à feu moyen. Laissez bouillir pendant 20 minutes.
2. Retirez du feu et ajoutez le jus de citron vert. Filtrez, laissez refroidir et dégustez.

cooler à la fraise

2 PERSONNES

Ce cooler est un excellent moyen d'avoir votre dose d'antioxydants tout en dégustant quelque chose de doux, de rassasiant et de rafraîchissant. Cette boisson tourne en boucle chez nous pendant ces après-midi où j'ai besoin d'un remontant et de quelques vibrations positives.

---

1 tasse de fraises fraîches
1 tasse de glaçons
1 tasse d'eau filtrée
Jus d'1/2 citron vert
Jus d'1/2 citron
1 cuillère à soupe de sirop d'érable pur (facultatif)

Mélangez tous les ingrédients dans un mixeur doté d'un moteur très puissant. Mixez jusqu'à ce que le mélange présente une texture de purée, versez dans des verres et dégustez !

smoothie crémeux aux agrumes et à la coriandre

2 PERSONNES

Grace aux propriétés rafraîchissantes des agrumes et de la coriandre, ce délicieux smoothie aux nombreuses vertus thérapeutiques est une excellente façon de commencer la journée ou de vous offrir un remontant à la mi-journée. Ajoutez un peu de poudre de chili pour un coup de fouet !

---

1 banane mûre (fraîche ou glacée) épluchée
1 tasse de coriandre fraîche
1/2 cuillère à café de poudre de chili
1/2 tasse de jus d'orange pressé
1/2 tasse de lait d'avoine sans sucre

Mélangez tous les ingrédients dans un mixeur doté d'un moteur très puissant. Mixez jusqu'à ce que le mélange présente une texture de purée, versez dans des verres et dégustez.

smoothie protéiné au beurre gluant

2 PERSONNES

Ce smoothie est parfait pour un petit déjeuner rapide ou un en-cas de milieu d'après-midi. Il est très nourrissant et il a un arrière-goût de petit plaisir coupable.

---

1 cuillère à soupe de beurre de fruit à coque (amande, cacahouète ou noix de cajou, tous des excellents choix)
2 tasses de lait d'amande ou de lait d'avoine sans sucre
4 dattes sèches, dénoyautées
1/2 cuillère à café d'extrait de vanille pure
1/4 cuillère à café de cannelle en poudre
1/4 cuillère à café de cardamome en poudre

Mélangez tous les ingrédients dans un mixeur doté d'un moteur très puissant. Mixez jusqu'à ce que le mélange présente une texture de purée, versez dans des verres et dégustez !

smoothie banane mangue au curcuma et au gingembre

2 PERSONNES

Ce délicieux smoothie est une façon rapide et facile de booster votre bien-être avec du curcuma « superchargé ». Un excellent petit déjeuner sur le pouce ou un en-cas quand on a besoin d'un coup de boost.

---

1 banane mûre épluchée
1/2 tasse de morceaux de mangue, fraîche ou congelée
1 tasse de lait d'amande ou de lait d'avoine sans sucre
1/2 cuillère à café de cannelle en poudre
1/2 cuillère à café de curcuma en poudre
1/2 cuillère à café de gingembre frais râpé

Mélangez tous les ingrédients dans un mixeur doté d'un moteur très puissant. Mixez jusqu'à ce que le mélange présente une texture de purée, versez dans des verres et dégustez.

nice cream banane mangue au curcuma et au gingembre

2 PERSONNES

Une « nice cream » n'est ni plus ni moins qu'une banane congelée jetée dans un mixeur doté d'un moteur très puissant et mixée violemment jusqu'à ce qu'elle prenne l'apparence de la crème glacée. C'est un excellent moyen d'apprécier l'onctuosité de la crème glacée sans le mal de ventre qui accompagne souvent la consommation des laitages. Et quand on y ajoute ces ingrédients nutritifs, cela devient un dessert incontournable ! Transformez votre smoothie en « nice cream » en deux temps, trois mouvements.

---

1 banane mûre épluchée et congelée
1/2 tasse de morceaux de mangue congelés
1/2 cuillère à café de cannelle en poudre
1/2 cuillère à café de curcuma en poudre
1/2 cuillère à café de gingembre frais râpé

Versez tous les ingrédients dans un mixeur doté d'un moteur très puissant. Mixez jusqu'à ce que le mélange présente une texture de purée, versez dans des bols et dégustez !

porridge au gingembre et à la cannelle

2 PERSONNES

Cette recette est tellement simple, et je l'inclus ici parce qu'il est essentiel de commencer la journée avec quelque chose qui tient au ventre et réchauffe à l'intérieur.

1/2 tasse de flocons d'avoine
1 tasse d'eau filtrée
1 cuillère à soupe de gingembre frais émincé
1 cuillère à café de cannelle en poudre, plus la garniture
1 cuillère à café de cardamome
1/2 tasse de lait d'avoine sans sucre
1 cuillère à soupe de beurre de cacahouète (facultatif)

1. Versez les flocons d'avoine, l'eau, le gingembre, la cannelle et la cardamome dans une casserole de taille moyenne. Faites chauffer à feu moyen. Tournez régulièrement jusqu'à ce que l'eau entre en ébullition et que les flocons d'avoines fassent de petites bulles, soit environ 5 minutes.
2. Ajoutez le lait d'avoine et laissez cuire en tournant de temps en temps, pendant environ 5 minutes supplémentaires, jusqu'à ce que le porridge s'épaississe et prennent un aspect crémeux. Enlevez du feu.
3. Répartissez dans deux bols et surmontez de beurre de cacahouète ou, si vous préférez, saupoudrez de cannelle.

crumble aux pommes à la cannelle

6 PERSONNES

Excellent pour un petit déjeuner chaud ou un en-cas rassasiant, ce plat présente en outre l'avantage de répandre une odeur fantastique dans votre cuisine. Grace aux propriétés thérapeutiques du gingembre et de la cannelle, c'est le parfait mélange de bien-être et de décadence dans un saladier.

---

1 tasse de flocons d'avoine à cuisson rapide
1 tasse de farine d'avoine
3 cuillères à soupe de beurre ou de beurre végétal
1/4 tasse de sirop d'étable pur
1/2 tasse d'eau filtrée
1 cuillère à soupe de cannelle en poudre
1 cuillère à soupe de gingembre frais émincé
6 pommes, variété de votre choix, tige, cœur et pépins enlevés, découpées en cubes de 2,5 cm

1. Préchauffez le four à 180°C.

2. Versez les flocons d'avoine, la farine, le beurre, le sirop d'érable, l'eau, la cannelle et le gingembre dans un saladier de taille moyenne et malaxez avec les doigts pour obtenir une pâte. Ajoutez les pommes et mélangez pour former une pâte.

3. Versez la pâte dans un plat en verre (diamètre 35 x 23 cm), recouvrez d'une feuille d'aluminium et laissez cuire pendant 40 minutes ou jusqu'à ce que les pommes commencent à se désagréger. Dégustez tiède.

salade de banane et de mangue avec de la coriandre

2 PERSONNES

La banane avec du citron et de la coriandre est un pilier de l'ayurvéda. Vous pouvez ajouter un fruit frais que vous avez sous la main. La mangue est un excellent choix en été.

---

2 bananes, coupées en rondelles
1 tasse de mangue fraîche, hachée
1/2 tasse de coriandre fraîche
1 cuillère à café de poudre de chili
1/2 cuillère à café de jus de citron pressé

Placez tous les ingrédients dans un saladier de taille moyenne et tournez pour mélanger. Servez et dégustez.

kitchari

4 PERSONNES

Le kitchari est un pilier de la cuisine ayurvédique. En hindi, kitchari signifie « mixture » et ce plat est un mélange de riz basmati et graines de soja. Le kitchari est facile à digérer et équilibre les doshas : en bref, du riz et des graines de soja avec des vertus thérapeutiques. Ma recette de kitchari, faite avec du curcuma, de la cannelle, du gingembre, du lait d'avoine et un peu de sirop d'érable, est une version simplifiée du kitchari traditionnel, dans lequel on peut trouver des clous de girofle, des feuilles de laurier, de la cardamome, du fenouil, de la poudre de coriandre, des graines de moutarde, du cumin, des feuilles de coriandre et du ghee. Vous pouvez également cuire des légumes à la vapeur, par exemple des brocolis, des carottes, et des céleris et les ajouter sur votre kitchari pour un repas plus copieux. Ce plat se conserve au réfrigérateur pendant plusieurs jours et c'est excellent au petit déjeuner, au déjeuner voire même comme en-cas froid.

---

1 tasse de grains de soja jaunes
1 tasse de riz basmati
2 cuillères à soupe d'huile de noix de coco ou d'huile de sésame
2 cuillères à café de curcuma en poudre
1 cuillère à café de gingembre frais râpé
1 cuillère à café de cannelle en poudre
1 cuillère à café de poivre noir fraîchement moulu
1 cuillère à café de sel de mer
4 tasses d'eau filtrée
1 tasse de lait d'avoine sans sucre
2 cuillères à soupe de sirop d'érable pur (facultatif)
Jus de citron pressé (facultatif)

1. Lavez les haricots et le riz ensemble dans une passoire jusqu'à ce que l'eau soit claire.

2. Faites chauffer l'huile de noix de coco, le curcuma, le gingembre, la cannelle, le poivre et le sel dans une casserole de taille moyenne à feu moyen. Ajoutez les graines de soja et le riz avec l'eau. Recouvrez et laissez mijoter à feu moyen pendant 30 minutes.

3. Ajoutez le lait d'avoine et laissez mijoter jusqu'à ce que les graines de soja et le riz s'attendrissent, pendant environ 10 minutes, puis ajoutez le sirop d'érable pendant les toutes dernières minutes de cuisson. Enlevez du feu.
4. Répartissez le kitchari dans quatre bols et pressez du jus de citron au-dessus, si vous le désirez.

soupe de légumes pour apaiser le vata

6 PERSONNES

Le bouillon de poule n'est pas le seul plat qui réchauffe le cœur. Comme je l'ai déjà dit, il est important de consommer des aliments de saison et cette recette est parfaite pour cela. Cette soupe pour apaiser le vata est supposée être modifiable et vous pouvez utiliser n'importe quel légume de saison acheté sur les étals de votre marché local. Cette version est préparée avec des brocolis et des pommes de terre mais vous pouvez remplacer l'un, l'autre ou les deux par le légume de votre choix. Après cette recette vous trouverez une liste d'autres légumes de saison que vous pouvez utiliser.

---

2 cuillères à soupe d'huile de noix de coco
1/2 oignon rouge émincé
1 gousse d'ail émincée
1 tête de brocoli (ou du légume de votre choix) émincée
2 pommes de terre bio (ou un légume de votre choix) émincées
1 cuillère à café de curcuma en poudre
1 cuillère à café de gingembre frais râpé
Une grosse pincée de poivre noir fraîchement moulu
1 cuillère à café de sel de mer
Eau filtrée, en quantité nécessaire
1 tasse de lait de noix de coco sans sucre ou un lait végétal de votre choix

1. Faites chauffer l'huile de noix de coco dans une grosse casserole à feu moyen. Ajoutez l'oignon et l'ail et laissez sauter pendant 2 à 3 minutes, jusqu'à ce qu'ils ramollissent, puis ajoutez les brocolis, les pommes de terre, le curcuma, le gingembre, le poivre et salez.

2. Ajoutez de l'eau, suffisamment pour recouvrir à peine les légumes. Portez à ébullition puis réduisez à feu moyen et laissez mijoter pendant 20 minutes, ou jusqu'à ce que les légumes s'attendrissent.

3. Ajoutez le lait, tournez et faites cuire à feu vif. Laissez cuire en tournant de temps en temps pendant 3 à 4 minutes, jusqu'à ce que le lait soit tiède et bien mélangé avec les légumes. Retirez du feu.

4. Si besoin, versez doucement la soupe dans un robot de cuisine et transformez en purée ou servez telle quelle. La soupe se conserve bien dans un récipient hermétique au réfrigérateur jusqu'à 7 jours.

Légumes de printemps	Légumes d'été
Pomme de terre	Chou fleur
Champignons	Céleri
Maïs	Pomme de terre
Asperge	Chou
Brocoli	Asperge
Chou frisé	Brocoli
Radis	Chou cavalier
Oignon	Feuille de betterave
Piment	Haricot vert
Légumes d'automne	**Légumes d'hiver**
Betterave	Aubergine
Carotte	Pomme de terre
Citrouille	Betterave
Courgette	Carotte
Patate douce	Épinard
Oignon	Oignon
Ail	Maïs
Gombo	Champignons
Piment	Courge d'hiver

velouté d'asperge

4 PERSONNES

L'asperge coche toutes les cases en ayurvéda, parce qu'il convient aux trois doshas. Bourré de sels minéraux nutritifs, il est également connu pour ses effets bénéfiques sur le système reproductif. Servez avec mon kitchari pour un déjeuner rassasiant ou seul pour un dîner léger.

---

1 cuillère à soupe d'huile d'olive
1 gousse d'ail émincée
2 tasses d'asperges (pointes coupées) émincés
1 tasse de pommes de terre bio émincée
1 tasse d'eau filtrée
1/2 cuillère à café de mélange garam masala (cf. page 181) ou acheté dans le commerce
1/2 cuillère à café de sel de mer
1/2 cuillère à café de poivre noir fraîchement moulu
1 tasse de lait d'avoine sans sucre

1. Faites chauffer l'huile de noix de coco dans une casserole de taille moyenne à feu moyen. Ajoutez l'ail et laissez sauter jusqu'à ce qu'il ramollisse, environ 5 minutes.

2. Ajoutez les asperges, les pommes de terre, l'eau, le garam masala, le sel et le poivre. Portez à ébullition puis réduisez à feu doux, couvrez et laissez mijoter pendant environ 10 minutes. Ajoutez le lait d'avoine et laissez mijoter pendant 5 minutes supplémentaires. Retirez du feu.

3. Versez doucement la soupe dans un mixeur doté d'un moteur très puissant, en plusieurs fois si besoin, et mixez jusqu'à obtenir une texture de purée. Dégustez !

gratin de chou-fleur et brocolis

4 PERSONNES

Plat réconfortant avec un bonus : ce plat est incroyablement crémeux et rassasiant tout en vous épargnant le mal de ventre que peut procurer un grand plat de macaroni au fromage. Le chou-fleur et les brocolis donnent beaucoup de goût à ce plat mais vous pouvez improviser en les remplaçant par les légumes que vous avez sous la main.

---

1 tasse de noix de cajou laissées à tremper pendant 15 minutes et égouttées
Jus d'1/2 citron
1/4 tasse de levure nutritionnelle
1 cuillère à café de curcuma en poudre
1 cuillère à café de piments rouges broyés en flocons
1/2 tasse de lait d'amande sans sucre, de lait d'amande ou d'eau filtrée
2 tasses de chou-fleur émincé
1 tasse de brocolis émincés

1. Préchauffez le four à 180°C.

2. Versez les noix de cajou, le jus de citron, la levure nutritionnelle, le curcuma, les flocons de piment rouge et le lait d'avoine dans un mixeur doté d'un moteur très puissant. Mixez jusqu'à ce que le mélange devienne crémeux.

3. Mettez le chou-fleur et les brocolis dans un grand saladier, versez dessus le mélange de noix de cajou et mélangez.

4. Versez la pâte dans un plat en verre (diamètre 35 x 23 cm) et laissez cuire pendant 40 minutes ou jusqu'à ce que les bords des choux-fleurs et des brocolis brunissent.

pois chiche à l'ail, aux épinards et à la tomate

4 PERSONNES

Ce plat chaud équilibré est un excellent plat réconfortant avec juste le bon mélange de protéines et de légumes pour vous apporter tous les nutriments dont vous avez besoin en plus de vous rassasier. Parfait pour le repas de mi-journée ou pour le dîner.

---

3 cuillères à soupe d'huile d'olive
5 gousses d'ail émincées
1 cuillère à soupe de gingembre frais émincé
2 tasses de tomates fraîches découpées en tranches, tomates cerise ou Roma (prune)
1/2 cuillère à café de piment rouge en flocons
1/2 cuillère à café de persil émincé
1/2 cuillère à café de fenouil
1/2 cuillère à café de sel de mer
1 boîte (30 grammes) de pois chiche lavés et égouttés
2 tasses d'épinard frais
Jus d'1 citron vert
1/4 tasse d'eau filtrée

1. Faites chauffer l'huile de noix de coco dans une casserole de taille moyenne à feu moyen. Quand l'huile est chaude, ajoutez l'ail, le gingembre, les tomates, le piment rouge en flocons, le persil, le fenouil et le sel et laissez mijoter jusqu'à ce que les tomates commencent à se désagréger, soit environ 10 minutes.

2. Ajoutez les pois chiche et remuez. Laissez cuire jusqu'à ce qu'ils brunissent légèrement, soit environ 10 minutes. Ajoutez les épinards, le jus de citron vert et l'eau et tournez. Laissez mijoter jusqu'à ce que les épinards se flétrissent et que tout soit bien mélangé, soit environ 5 minutes. Retirez du feu.

3. Dégustez chaud.

purée au curcuma et au gingembre

2 PERSONNES

La purée est chez nous le plat réconfortant et d'accompagnement par excellence. Cette variante inspirée de l'ayurvéda contient du curcuma et du gingembre pour augmenter les propriétés thérapeutiques de ce plat.

---

5 pommes de terre à chair jaune épluchées
Eau filtrée, quantité nécessaire
2 cuillères à soupe d'huile d'olive
1/2 gousse d'ail émincée
1 cuillère à soupe de gingembre frais finement émincé
1/2 cuillère à café de curcuma en poudre
1/2 cuillère à café de sel de mer, plus si besoin
1/2 cuillère à café de piment rouge broyé en flocons
1/2 tasse de lait d'avoine sans sucre

1. Placez les pommes de terre dans une casserole de taille moyenne et ajoutez de l'eau et recouvrez. Salez l'eau et portez à ébullition à feu moyen. Laissez cuire jusqu'à ce que les pommes de terre ramollissent, égouttez et conservez pour plus tard.

2. Mélanger l'huile d'olive, l'ail, le gingembre, le curcuma, le sel et le piment rouge en flocons dans une poêle de taille moyenne à feu moyen en tournant régulièrement, jusqu'à ce que l'ail ramollisse, soit environ 5 minutes. Retirez du feu et conservez pour plus tard.

3. Mélangez les pommes de terre, le mélange à l'ail et le lait d'avoine dans un mixeur ou dans un grand saladier ou fouettez avec un batteur à main jusqu'à ce que le mélange devienne crémeux.

riz et légumes masala

4 PERSONNES

Le garam masala est un mélange d'épices utilisé pour assaisonner quantité de plats traditionnels indiens. En hindi, garam signifie « chaud » et masala « épice », et en ayurvéda, le mélange est censé réchauffer le corps. Vous pouvez acheter du garam masala préfabriqué au rayon épices de votre grande surface, vous pouvez moudre votre propre mélange d'épices ou vous pouvez faire comme moi et créer votre propre mélange à partir de ce que vous avez dans votre coffret à épices. J'aime ajouter, à mon mélange, du curcuma qui n'est pas un ingrédient traditionnel du garam masala, mais la police ayurvédique n'est pas encore venue sonner à ma porte. Dès que vous avez trouvé le mélange d'épices que vous aimez, préparez-en en grande quantité et conservez-le dans un bocal en verre pour vous rappeler de vos inspirations divines en cuisine.

---

2 cuillères à soupe d'huile de noix de coco
2 gousses d'ail émincées
1 oignon émincé
2 pommes de terre bio émincées
2 carottes émincées
1 tête de brocoli émincée
2 cuillères à café d'un mélange garam masala (recette qui suit) ou en vente dans le commerce
2 tasses de purée de tomate (recette ci-après) ou en boîte
1/2 tasse d'eau filtrée
1 cuillère à café de piment rouge broyé en flocons
1/2 tasse de lait de noix de coco
kitchari (page 172) ou du riz basmati cuit, comme accompagnement (facultatif)

1. Faites chauffer l'huile de noix de coco dans une casserole de taille moyenne à feu moyen. Ajoutez l'ail et l'oignon et faites sauter pendant 2 à 3 minutes pour les ramollir.

2. Ajoutez les pommes de terre, les carottes, les brocolis, le piment rouge en flocons et le garam masala. Ajoutez la purée de tomates et l'eau et laissez mijoter pendant 20 minutes. Ajoutez le lait de coco et retirez du feu.

3. Servez ainsi ou avec du kitchari ou du riz basmati.

mélange garam masala

1 cuillère à café de cumin en poudre
1 cuillère à café de coriandre en poudre
1 cuillère à café de cardamome en poudre
1 cuillère à café de piment rouge broyé en flocons
1 cuillère à café de cannelle en poudre
1 cuillère à café de curcuma en poudre
1/2 cuillère à café de noix de muscade en poudre
1/2 cuillère à café de sel de mer

Mélangez tous les ingrédients dans un petit bocal en verre et mélangez bien. Conservez-le loin de la lumière et de la chaleur et utilisez-le entre 6 à 12 mois, après quoi il commencera à perdre de sa saveur.

purée de tomate

ENVIRON 2 TASSES

Vous pouvez utiliser de la purée de tomate pour le riz et légumes masala page 180, mais pourquoi ne pas fabriquer la vôtre ? C'est facile ! Préparez-en grande quantité et conservez le supplément dans le réfrigérateur pendant une semaine maximum pour l'utiliser dans des soupes et des sauces.

Eau filtrée, quantité nécessaire
2 ou 3 tomates Roma

1. Portez à ébullition une casserole d'eau de taille moyenne. Laissez tomber les tomates dans la casserole et portez à ébullition pendant 5 minutes ou jusqu'à ce que leurs peaux se fissurent.
2. Égouttez et épluchez les tomates. Coupez la chair en petits morceaux, versez dans un mixeur et transformez en purée. Filtrez la purée pour éliminer les graines. Conservez la purée non utilisée dans un récipient hermétique au réfrigérateur pendant une semaine maximum.

pommes de terre croustillantes à l'ail

4 PERSONNES

Ces pommes de terre croustillantes sont super faciles à préparer et aussi délicieuses et rassasiantes que vos frites préférées, mais plus saines !

---

5 cuillères à soupe d'huile d'olive
5 gousses d'ail émincées
1 cuillère à café de sel de mer
2 tasses de pommes de terre à chair jaune ou autres petites pommes de terre coupées en deux
1 cuillère à café de curcuma en poudre

1. Faites chauffer l'huile d'olive dans une poêle de taille moyenne à feu moyen (l'huile doit former une couche épaisse sur toute la surface de la poêle). Ajoutez l'ail et le sel et placez les pommes de terre dans la poêle face coupée vers le bas. Saupoudrez le curcuma au-dessus des pommes de terre. Laissez cuire pendant 10 minutes, en tournant de temps en temps, jusqu'à ce que les pommes de terre brunissent.

2. Réduisez à feu doux et recouvrez la poêle avec un couvercle. Laissez cuire pendant 20 minutes, ou jusqu'à ce que les pommes de terre soient très tendres. Retirez du feu et dégustez !

tacos

2 PERSONNES

Ces tacos ajoutent un brin de variété à votre livre de recettes. Nous aimons la routine chez nous, et que nous soyons à la maison ou en voyage, j'essaie toujours de préparer des repas similaires. Ces tacos sont ce que j'appelle souvent un « plat miracle » : lorsque vous ouvrez le frigo et que vous avez l'impression qu'il n'y a que des restes de légumes, deux ou trois grains de riz qui se courent après et des tortillas, vous faites un miracle. Les légumes inclus dans cette recette sont excellents mais n'hésitez pas à improviser avec ce que vous avez sous la main pour préparer votre propre plat miracle.

---

1 cuillère à soupe d'huile de noix de coco
1/2 oignon émincé
1 tête de chou-fleur découpée en fleurons
2 gousses d'ail émincées
1 cuillère à café de piment rouge broyé en flocons
1 cuillère à café de curcuma en poudre
1/2 cuillère à café de sel de mer
1 tasse de riz basmati cuit
1 citron vert coupé en deux
4 tortillas de maïs, pour accompagnement
1 avocat émincé
Sauce salsa ou sauce piquante, pour l'accompagnement

1. Ajoutez l'huile de noix de coco et les oignons dans une poêle de taille moyenne et faites sauter à feu moyen pendant 2 à 3 minutes, jusqu'à ce que les oignons ramollissent.

2. Ajoutez les fleurons de chou-fleur, l'ail, le piment rouge en flocons, le curcuma et le sel et faites sauter pendant 5 minutes, ou jusqu'à ce que le chou-fleur ramollisse.

3. Ajoutez le riz cuit et pressez les moitiés de citron vert sur le mélange. Laissez cuire en tournant, pendant 1 à 2 minutes. Retirez du feu.

4. Étalez vos tacos sur les tortillas, ajoutez les morceaux d'avocat sur le mélange de chou-fleur. Servez avec de la sauce salsa ou piquante.

gâteau à la banane et à la noix de coco

8 PERSONNES

Ce délicieux – et très sain – gâteau à la banane est parfait en guise d'en-cas ou en dessert. Et c'est un excellent moyen d'utiliser toutes les bananes mûres (ou archi mûres) dans votre cuisine. Cette recette cartonne chez nous pour son goût sucré naturel.

---

3 cuillères à soupe de beurre ou de beurre végétal fondu, plus pour graisser le plat
3 bananes mûres épluchées
1 gros œuf
1/2 tasse de yaourt à la noix de coco
2 tasses de farine d'avoine
1 cuillère à café de levure chimique
1 cuillère à café de bicarbonate de soude
1 cuillère à café de cannelle en poudre
1/2 cuillère à café de sel de mer

1. Préchauffez le four à 180°C. Graissez un plat en verre (diamètre 35 x 23 cm) avec du beurre.

2. Écrasez les bananes dans un grand saladier. Ajoutez le beurre fondu, l'œuf et le yaourt. Passez au tamis ensemble la farine, la levure, le bicarbonate de soude, la cannelle et le sel dans un autre saladier puis ajoutez les ingrédients dans le saladier contenant les ingrédients liquides et tournez pour mélanger.

3. Versez la pâte dans le plat de cuisson. Laissez cuire pendant 50 minutes, ou jusqu'à ce qu'une fourchette plantée au milieu ressorte propre.

4. Laissez le gâteau à la banane refroidir dans le plat de cuisson pendant 10 minutes, retournez-le sur une grille pour le laisser refroidir complètement avant de servir.

riz au lait aux pommes

2 PERSONNES

Ce plat réconfortant est un excellent moyen de décompresser après une journée stressante, avec juste ce qu'il faut de vertus thérapeutiques. Ou comme en-cas de mi-journée quand j'ai besoin d'un coup de boost.

1/2 tasse riz basmati laissé à tremper pendant 1 heure et égoutté
2 pommes épépinées et coupées en petits morceaux
1/4 tasse de raisins
1 tasse de lait d'avoine ou de lait d'amande sans sucre
1/2 cuillère à café de cannelle en poudre
1/2 cuillère à café d'extrait de vanille pure

Mélangez tous les ingrédients dans une casserole de taille moyenne et recouvrez avec un couvercle en prenant soin de laisser un espace pour que la vapeur puisse s'échapper. Laissez cuire à feu moyen, en tournant de temps en temps, pendant 30 minutes ou jusqu'à ce que le mélange soit crémeux.

Vous sentir bien dans votre corps

Cette partie de votre voyage est également une occasion, pour vous, de renouer avec la sensation de « vous sentir bien dans votre corps ». J'entends par-là que je voudrais que vous essayiez de vous rappeler une époque où vous entreteniez une excellente relation avec votre corps et les sensations que vous procurait votre alimentation. C'est peut-être plus difficile pour certains d'entre nous que pour d'autres. Cela remonte peut-être à l'époque où vous aviez cinq ans, quand vous étiez adolescent ou peut-être même plus récemment. Repensez à cette symbiose et concentrez-vous sur ces sensations de bien-être et de liberté. Votre corps vous donnait une sensation de force et de compétence et vous vous en serviez pour profiter de la vie. Vous mangiez ce que vous trouviez nourrissant et délicieux. Vous mangiez intuitivement, sans crainte ni culpabilité, sans vous demander si vous mangiez trop ou pas assez, des trucs sains ou des trucs malsains. Si vous n'arrivez pas à vous souvenir d'une époque dans le passé pendant laquelle vous ressentiez cette symbiose entre votre régime alimentaire et les sensations que vous procurait votre corps, je suis très heureuse pour vous. Parce que vous allez *pouvoir* la ressentir en adoptant ces habitudes.

Lorsque vous approcherez de la fin de la semaine 3, je veux que vous vous posiez les questions suivantes qui sont des variantes de celles du début du chapitre. Inscrivez vos réponses et comparez-les à celles du début de la semaine 3. Prenez le temps de vous demander si ce nouveau régime alimentaire vous semble être un mode de vie et une relation à la nourriture plus viable pour vous.

- Comment vous sentez-vous au réveil le matin ? Comment votre régime alimentaire contribue à cette sensation ?
- Quelles sensations avez-vous ressenti en prenant le temps de cuisiner et de manger de vrais repas par rapport à celles que vous ressentiez quand vous mangiez sur le pouce ?
- Ressentez-vous de l'anxiété vis-à-vis des aliments ? Est-ce que réfléchir à ce que vous allez manger vous inquiète ou vous stresse ?
- Est-ce que faire les courses et la cuisine est un plaisir ou une corvée redoutée ? Aimez-vous préparer vos repas ?
- Quelles sensations avez-vous ressenti en prenant vos repas avec des tiers et en discutant avec eux ?
- Ressentez-vous encore les mêmes envies d'aliments stimulants comme le sucre et la caféine pour vous apporter de l'énergie tout au long de la journée ou d'aliments présentant un goût ou une texture particulier (salé, croustillant, etc.) ? Comment cela a-t-il changé ?
- Ressentez-vous encore des envies à certains moments de la journée ?
- Lorsque vous vous êtes, parfois, senti pas très en forme, mentalement ou physiquement, comment cela a-t-il affecté vos choix alimentaires ?

Ne soyez pas trop dur avec vous dans vos réponses. Vous devez comprendre que votre régime alimentaire est un processus en constante évolution parce que les besoins de votre corps changent. Chaque instant est une occasion de faire un choix qui est plus bénéfique pour vous.

Quelques exemples à suivre

J'aimerais vous présenter deux femmes auxquelles je voue une admiration sans borne. Ce sont des expertes en alimentation qui ont su trouver un équilibre dans leur vie. Ces deux amies font une grande carrière sans sacrifier leur bien-être en prenant soin de leurs corps et, surtout, en ayant une alimentation saine. J'espère que leurs exemples vous inspireront autant qu'ils m'ont inspiré et que ces femmes vous inciteront à tailler votre propre chemin vers une alimentation saine et le bien-être.

JASMINE HEMSLEY

Elle nous explique comment adopter facilement les préceptes ayurvédiques

Jasmine est auteure à succès, chef et experte ayurvédique. Elle croule sous les sollicitations, les meilleurs restaurants veulent ses recettes, elle donne des conférences et anime des retraites de bien-être. Et elle met vraiment en pratique ce qu'elle préconise, en ce sens qu'elle prend le temps de lever le pied et de bien s'alimenter malgré son emploi du temps chargé.

Tu es connue pour avoir fait découvrir l'ayurvéda au grand public. Selon toi, quel est le plus gros défi pour celles et ceux qui veulent appliquer les préceptes de l'ayurvéda dans leur vie de tous les jours ?

Le gros défi c'est que la vie moderne et la technologie nous déconnectent du rythme de la nature. Il est devenu très difficile de s'aligner sur les signaux que la nature nous envoie. Par exemple, la lumière déclinante du crépuscule qui déclenche la production de mélatonine dans nos corps pour faciliter notre endormissement. La lumière bleue des écrans que nous absorbons constamment ainsi que l'éclairage public perturbent et court-circuitent ce processus naturel. À la place, nous rentrons du travail et nous regardons la télé ou nous allons faire un tour sur les réseaux sociaux et cela même lorsque nous sommes éreintés et que nous devrions nous mettre au lit.

L'ayurvéda nous donne les outils dont nous avons besoin pour rester au plus proche de la nature et conserver doucement l'équilibre naturel et l'harmonie entre l'esprit, le corps et l'âme. Il nous aide à nous épanouir mais nous avons parfois des complexes à utiliser ces outils lorsque la société dans laquelle nous vivons n'a pas une approche holistique de la vie. Par exemple, lors de certaines missions, j'ai entendu quelqu'un dire, « Je fais un break de dix minutes pour méditer. » Les autres ont hoché la tête en signe d'approbation et ont continué de travailler ou se sont joints à elle ! Cette personne revient ensuite revigorée et prête à reprendre son travail. Mais pour beaucoup de gens, l'idée de faire une pause pour méditer ou pour prendre une véritable pause déjeuner pendant leur journée de travail est presque inimaginable ! Heureusement, il y a de plus en plus de personnes qui veulent prendre soin d'elles de façon plus holistique et cela permet de faire évoluer les mentalités.

Existe-t-il un ingrédient miracle que tout le monde devrait avoir dans sa cuisine ?

En ayurvéda, une bonne digestion est essentielle pour le bien-être global, à la fois par votre capacité à bien utiliser les aliments qui deviennent votre vous et votre capacité à bien digérer les expériences de la vie. Ceci dit, le soja est le principal ingrédient dans ma cuisine (avec mon coffret à épices !). Ce sont de toutes petites légumineuses jaunes (à ne pas confondre avec d'autres lentilles jaunes), la version dépelliculée des haricots mungo (les petites graines avec la coque verte et un éclair blanc). J'en ai toujours à la maison, surtout pour préparer un de mes plats préférés qui est délicieux et très réconfortants : le kitchari. Le kitchari est un pilier de la cuisine ayurvédique. C'est un plat bien équilibré, facile à digérer, complet et qui convient à tout le monde : un mélange de soja jaune et de riz basmati avec beaucoup d'épices (chacune possédant ses propres vertus thérapeutiques). Le soja est riche en protéine, parfait pour les végans, peu onéreux, facile à cuisiner (vous n'avez pas besoin de le laisser tremper et il a un temps de cuisson inférieur à celui d'autres types de légumineuses) et facile à digérer. En ayurvéda, on dit que c'est un aliment « tridoshique » (un aliment qui conviendra à presque toutes les constitutions corps-esprit) et « sattvique » (un aliment dans l'équilibre parfait).

Comment adaptes-tu l'ayurvéda à ton emploi du temps chargé, surtout quand tu es débordée et qu'il est difficile de préparer tous tes repas ?

L'ayurvéda est une philosophie, une compréhension de la nature qui est conçue pour nous faciliter la vie. Dans nos vies modernes chargées, il n'est pas réaliste d'espérer tout faire « de façon optimale » d'un point de vue ayurvédique. Mais l'ayurvéda n'est pas le manichéisme, ses préceptes ne sont pas immuables, nous devons juste essayer de faire du mieux possible. Il y a toujours un meilleur choix ou même plusieurs choix que nous pouvons faire en toute circonstance !

Il y a une chose qui n'est pas négociable, c'est ma pause déjeuner, même quand j'ai du travail par-dessus la tête. Sinon c'est l'indigestion assurée. Lorsque j'ai beaucoup de travail, j'utilise ma mijoteuse électrique pour préparer un plat hydratant dans lequel tous les ingrédients cuisent en même temps, une soupe ou un ragoût par exemple, en grande quantité pour que je puisse verser les restes dans mon thermos pour un repas chaud prêt à servir. Si je ne suis pas chez moi ou si je dispose de peu de temps, j'applique les principes ayurvédiques aux aliments disponibles en privilégiant les aliments bio, de saison, bien cuits plutôt que les aliments crus ou servis froids. Et je mange lentement et consciemment, en étant reconnaissante pour les aliments que je consomme et en les appréciant du mieux possible !

En ayurvéda, l'agni est vraiment l'élément le plus important, bien plus que de savoir quels aliments sont plus indiqués à tel dosha. Si vous prenez un repas avec des amis et de la famille et que vous ne sentez pas la « brûlure » de la faim, vous devez allumer cet agni. Sans quoi, vous versez le carburant d'un repas dans un feu digestif qui brûle au ralenti, ce qui explique pourquoi certains des plats les « plus sains » se digèrent mal tandis que les plats « malsains » descendent facilement après une randonnée en montagne ou une bonne séance de natation qui déclenche votre besoin de refaire le plein ! Pour allumer ce feu digestif, je prends un de mes chewing-gum à l'anis et au gingembre dont je donne la recette dans mon livre, *East by West*, avant un repas ou alors je mordille du gingembre frais ou je presse un demi citron vert dans un petit verre d'eau (vous ne devez pas trop boire avant ou pendant un repas) et j'ajoute une toute petite pincée de sel. D'ici 10 à 15 minutes, vous serez en train de saliver – peut-être même avant !

Comment intègres-tu l'ayurvéda dans ta routine du matin ?

De plein de façons différentes ! L'ayurvéda me guide dès que j'ouvre les yeux. La première chose que je fais le matin, c'est de gratter ma langue avec mon gratte-langue, une routine simple qui ne prend que quelques secondes et qui permet d'enlever le dépôt qui s'accumule sur la langue pendant la nuit. Cela permet d'éviter la mauvaise haleine et les infections et après, un bain de bouche à l'huile de 15 à 20 minutes quand je suis sous la douche pour éliminer les impuretés. Je fais aussi des salutations au soleil et une méditation védique le matin, deux piliers du style de vie ayurvédique qui m'apportent l'espace corps-esprit dont j'ai besoin pour affronter plus consciemment ma journée. Je prends ensuite un petit déjeuner ayurvédique chaud, par exemple de la compote de pomme, du porridge à l'amarante ou – oui ! – du kitchari.

Quelle chose simple pouvons-nous faire tout de suite pour mettre en pratique les préceptes de l'ayurvéda ?

Prendre notre repas le plus conséquent au déjeuner entre midi et 14 heures, lorsque notre feu digestif, ou agni, est le plus puissant. Et cela apporte vraiment beaucoup d'énergie. Conserver un agni sain est essentiel pour se sentir en pleine forme. Des problèmes digestifs peuvent provoquer une apathie générale, un surmenage, des maladies et vous obliger à faire des allers-retours incessants aux toilettes – ou peut-être vous empêcher d'y aller assez ! Après un déjeuner bien équilibré, facile à digérer, vous sortez de table en vous sentant rassasié plutôt que rempli à ras bord ou avec un cerveau encore à la recherche de saveurs et de textures. Vous grignoterez naturellement moins et l'idée de prendre tôt un repas plus léger et facile à digérer pour souper vous paraîtra plus séduisante, ce qui est idéal pour votre digestion et vous aidera à mieux dormir. Et cela permettra à votre corps de se concentrer sur ce qu'il fait le mieux : se régénérer et se détoxifier, au lieu de digérer ce steak avalé tard. Un changement aussi simple dans vos habitudes alimentaires peut vraiment améliorer votre vie… comme cela a amélioré la mienne.

DOCTEUR ROBIN BERZIN

Elle nous parle des aliments thérapeutiques et des choses les plus importantes que nous pouvons faire pour booster notre bien-être

Le docteur Robin Berzin est en train de révolutionner le secteur des soins médicaux en donnant un rôle central à la prévention dans la médecine traditionnelle dans sa clinique, Parsley Health. Elle répartit son temps entre les différents services de sa clinique, son action pour les communautés de sa région et la direction de son équipe de médecins. Ses connaissances en matière de bien-être et d'aliments thérapeutiques sont considérables, un savoir qu'elle met à profit pour soigner ses patients et se nourrir.

Quels aliments choisis-tu pour leurs propriétés thérapeutiques ?

Il y a plusieurs super-aliments essentiels que j'ai toujours à la maison parce qu'un régime alimentaire régulier me permet de me sentir bien. Ce sont des œufs de poules élevées en plein air (la vitamine B de la nature !), des légumes verts à feuilles sombres et des légumes crucifères comme le chou frisé et le chou de Bruxelles, des amandes crues bio, de l'huile d'olive extra-vierge (les meilleures ne sont pas données mais elles le valent), le saumon sauvage et, pour grignoter, du popcorn bio et du kombucha.

Dans ton cabinet, y a-t-il un super-aliment que tu conseilles fréquemment à tes patients ?

Je pense que le secret pour rester en bonne santé consiste à ne jamais manger certains aliments : la farine raffinée, le sucre raffiné et les aliments transformés. En évitant ces aliments, vous avez déjà fait 80%

du travail pour avoir une alimentation saine. C'est en consommant des aliments naturels que vous préparez vous-même que les aliments deviennent un « remède ». Bien sûr, nous adorons tous avaler une tranche de pizza et je m'autorise, de temps en temps, quelques cuillères de ma crème glacée végane préférée mais si 80 à 90% de votre régime alimentaire est constitué d'aliments non raffinés et non transformés, vous pouvez manger du sucre et de la farine de temps en temps sans trop vous en inquiéter.

Quelles sont les affections les plus fréquentes pour lesquelles les gens viennent te consulter et quels changements de style de vie recommandes-tu pour les aider ?

Nous recevons des hommes, des femmes et des enfants qui souffrent de toutes sortes de problèmes de santé. Des troubles gastro-intestinaux (reflux gastrique, maladie de Crohn, constipation, ballonnements) ; des troubles mentaux (anxiété, dépression, fatigue) ; des problèmes cardiaques et de glycémie (taux de cholestérol élevé, tension artérielle, syndrome métabolique et diabète) ; des maladies auto-immune (tout, de l'eczéma à la sclérose en plaques) ; et des déséquilibres hormonaux (SPM, PCOS, infertilité, ménopause et des problèmes hormonaux masculins).

Malgré cette variété, nous commençons par un examen holistique des patients pour déterminer l'origine de l'affection. Ils en souffrent souvent depuis très longtemps et en comprendre l'origine peut vraiment être très utile pour établir un traitement. Nous nous rendons compte que l'alimentation est toujours le point de départ. Beaucoup de personnes ont des allergies alimentaires et des sensibilités dont ils n'ont pas conscience. Par exemple, un de mes patients souffrant d'une allergie aux noix en plus d'allergies saisonnières ignorait qu'il était également allergique au gluten et aux laitages. Une fois ces aliments supprimés de son régime alimentaire, son allergie aux noix et ses allergies saisonnières ont disparu parce qu'il avait guéri les inflammations de son organisme.

D'autres sont accros aux haut et bas d'un régime riche en sucre et en caféine couplé avec une consommation d'alcool régulière qui provoque de la fatigue, des migraines, de l'embonpoint, un sommeil de mauvaise qualité et parfois même de la dépression et des maladies auto-immunes. Pour ces patients, éliminer ces aliments peut leur changer la vie.

As-tu des astuces pour conserver ton énergie tout au long de la journée, surtout pendant le coup de barre de l'après-midi ?

Oui ! Après avoir dîné tôt la veille, pour pouvoir faire un jeûne intermittent, commencez la journée avec un petit déjeuner riche en nutriments et riche en graisses saines, par exemple des œufs et de l'avocat. La façon dont vous attaquez la journée aura des effets sur les sensations que vous ressentirez plusieurs heures plus tard. Deuxièmement, au déjeuner, évitez les glucides qui ont tendance à vous donner un gros haut puis un gros bas aux alentours de 15 heures. Optez plutôt pour des légumes cuits, des fruits à coque et des graines et/ou une protéine issue de l'élevage durable. Si vous prenez une salade au déjeuner, elle doit contenir d'autres ingrédients, par exemple des fruits à coque et des graines et/ou une source de protéine. Je vois beaucoup de personnes qui ne mangent qu'un bol de feuilles au déjeuner se demander pourquoi elles ont faim à 15 heures. Troisièmement, buvez beaucoup d'eau : parfois cette sensation de brouillard n'est que de la déshydratation, surtout si vous avez bu un café ou deux le matin et que ses effets commencent à s'estomper. Quatrièmement, n'oubliez jamais que le café reste dans l'organisme plusieurs heures après son ingestion. Si vous le buvez trop tard dans la journée – même après 10 heures – cela pourrait vous empêcher de dormir et impacter la qualité de votre sommeil, ce qui va encore plus vous fatiguer et augmenter votre appétit le lendemain.

Quelle est la chose la plus importante que nous pouvons faire pour améliorer notre bien-être ?

Il y a deux choses ! La première, changez votre régime alimentaire : supprimer les sucres raffinés, la farine et les aliments transformés change tout, comme je l'ai mentionné un peu plus tôt. Ensuite, trouvez une activité physique que vous aimez et que vous ferez tous les jours. Si aller à la salle de sport est une corvée, trouvez autre chose. La marche, le yoga, la musculation, un sport collectif, la danse – une activité que vous aimez. Le sport est une détox qui libère des endorphines positives qui améliorent l'humeur tout en rétablissant la sensibilité à l'insuline, ce qui permet de maintenir votre niveau de glycémie. L'exercice physique facilite la digestion : les gens oublient que passer beaucoup de temps assis comprime l'estomac. Vous devez donc trouver une forme d'activité physique que vous adorez faire et que vous voulez faire toute votre vie. Ou, du moins, pour l'instant !

4

Se réinitialiser : modifier votre façon de bouger

Ce n'est pas ce qui vous arrive qui compte mais la façon dont vous y réagissez.
— Épictète

Nulle part la relation esprit-corps n'est plus importante que dans notre relation avec le sport. Un très grand nombre d'études ont montré que notre corps physique est un reflet de notre état d'esprit. Prenons par exemple le stress et ses effets sur nos corps : lorsque nous ressentons un niveau élevé de stress, nos corps réagissent en produisant une cascade d'hormones de stress qui inondent nos systèmes. Cette réaction au stress a évolué chez les humains pour que nous soyons capables de mobiliser notre force pour réagir rapidement lorsque nous sommes en danger. Mais le problème aujourd'hui, c'est que nous activons continuellement cette réponse au stress à cause des niveaux ingérables de stress de nos vies, en faisant croire à nos corps que nous sommes tout le temps sous la menace d'un immense danger. L'activation constante de cette réaction au stress fait payer un lourd tribut à nos corps, provoquant de l'hypertension, des dépôts qui obstruent nos artères et des changements dans nos cerveaux qui peuvent conduire à la dépression, à l'anxiété et à l'addiction. Nous savons également que des niveaux élevés de stress ont des conséquences négatives sur notre système immunitaire, augmentant la fréquence de nos maladies et renforçant notre tendance à la surcharge pondérale.

Le sport est un excellent moyen de gérer et de réduire le stress, de renforcer nos défenses immunitaires et de rester en bonne santé, plein d'entrain et équilibré tout au long de la journée – mais seulement si ce sport est effectué en ayant l'esprit calme. En pratiquant le sport avec le même niveau de stress que dans nos autres activités, nous invitons ces hormones de stress à venir faire la fête dans nos corps. Nous pouvons toujours nous raconter que nous nous sentons mieux après une séance de sport éreintante mais cette sensation est une vue de l'esprit. Nous nous sentons mieux parce que la séance est terminée mais nous avons survécu à un mini trauma au passage. Cela n'a rien à voir avec la sensation ressentie après une séance de sport qui élimine le stress et libère des endorphines, après laquelle vous vous sentez mieux.

J'adore discuter avec des groupes de la différence entre les sensations ressenties après une séance stressante et celles après une séance qui élimine le stress. Après une séance stressante, vous entendez généralement les participants déclarer qu'ils sont heureux que la séance soit terminée, en plus d'être davantage susceptibles de vouloir se « réconforter » avec un repas mal équilibré qu'ils pensent mériter en récompense de leurs efforts. Le calcul épuisant de la différence entre les calories brûlées et celles ingérées continue et cela renforce le cycle vicieux punition-récompense. En revanche, après une séance qui élimine le stress, les pratiquants déclarent en général se sentir plus en phase avec eux-mêmes. Ils expliquent qu'ils veulent conserver ces bonnes sensations en se cuisinant quelque chose ou en passant du temps à faire quelque chose de conscient, de créatif ou de productif. Même si votre séance ne dure qu'une heure environ, elle a des effets à long terme qui façonnent et renforcent vos habitudes.

Vos habitudes en matière de sport peuvent vous guider vers une vie plus calme, plus équilibrée et plus en phase ou vous conduire vers davantage de stress, de tension et de mauvaises habitudes destructives. Vous devez faire attention aux sensations que vous procurent vos séances de sport. Si vous avez tendance à terminer une séance en vous sentant plus stressé ou épuisé que lorsque vous l'avez commencée, il est peut-être temps d'envisager de procéder à quelques changements.

Quelques découvertes personnelles sur l'état d'esprit et le succès

Il y a quelques années, j'ai participé à un cours de CrossFit dans le cadre d'un projet sur lequel je collaborais avec Reebok. Le CrossFit est le dernier sport pour lequel je me porterais volontaire. Je ne fais pas de musculation et je n'ai aucune attirance pour les sports agressifs. Avant le début du cours, j'ai demandé au coach quels conseils il pouvait me donner et quel objectif je devais garder à l'esprit. Il était très sympathique et bienveillant. Il m'a expliqué que l'objectif était d'effectuer le maximum de répétitions à chaque atelier avant de passer au suivant. Franchement, j'ai été soulagée d'apprendre que l'objectif était l'efficacité parce que ce n'est pas quelque chose qui saute aux yeux d'un *outsider* qui penserait plutôt que dans une discipline aussi intense que le CrossFit, l'objectif est de soulever la charge la plus lourde, la plus difficile, la plus imposante.

Lorsque le cours a commencé, j'avais décidé de passer un bon moment et de faire de mon mieux pour atteindre l'objectif, à savoir faire le maximum de répétitions par atelier. J'ai découvert que j'aimais cette spécificité du CrossFit où tout le monde fait les exercices en même temps et ensemble, et cela s'est ajouté à mon état d'esprit positif. L'un des premiers ateliers était le « wall ball » dans lequel vous devez effectuer un squat en tenant un médecine-ball que vous lancez contre le mur et rattrapez en revenant en position debout et vous recommencez. Nous comptions nos squats. Après le coup de sifflet signalant qu'il était temps de passer à l'atelier suivant, j'ai remarqué que j'étais passée à l'atelier suivant avant tous mes camarades de jeu. Je ne suis ni plus expérimentée, ni meilleure, ni plus rapide ni plus forte mais j'ai passé beaucoup de temps à m'entraîner à me mouvoir de la façon la plus efficace possible pour mon corps et qui me donne les sensations les plus agréables. Après le coup de sifflet, je suis descendue en position de squat et j'ai déposé le médecine-ball rapidement et en douceur avant de me diriger sans perdre de temps ou d'énergie vers le prochain atelier. Mes camarades de jeu avaient adopté une stratégie de changement d'atelier différente. Ils ont lancé le médecine-ball vers le bas en poussant un cri pour brûler le maximum de calories et ont marché d'un pas lourd vers le prochain atelier en affichant une attitude déterminée. Nos chorégraphies étaient très différentes.

J'ai continué de passer aussi vite au prochain atelier pendant tout le cours et j'ai terminé le sourire aux lèvres. J'ai excellé dans les transitions même si elles n'étaient pas un point important du cours. Pour moi, l'intérêt résidait dans la façon de faire les choses. Le cours était très difficile. J'aurais pu me fatiguer encore plus en passant au prochain atelier avec le maximum de tension possible mais j'ai préféré rendre chaque transition la plus facile et la plus efficace possible. Je ne pense pas devenir championne du monde de CrossFit mais j'ai déjoué tous les pronostics en effectuant un nombre de répétitions supérieur à celui que tout le monde pensait, essentiellement parce que j'ai réduit au maximum les transitions tout en m'amusant beaucoup au passage.

J'ai eu une expérience similaire dans une Spartan Race, une course d'obstacles de distance réservée aux femmes à laquelle j'ai participée (là encore dans le cadre d'un partenariat avec Reebok) et qui présentait quantités d'obstacles difficiles, comme la traversée d'un lac naturel à la nage, des passages en rampant sous des barbelés et beaucoup de franchissements de murs. J'ai participé à cette course avec un groupe d'amies et, franchement, je me suis amusée tout du long. Mes coéquipières étaient des spécialistes confirmées de la discipline alors que c'était ma première expérience de ce genre. J'ai été contente de ne pas les avoir retardées et de m'en être sortie sans la moindre blessure. Là encore, la différence s'est faite au niveau de mon état d'esprit. J'avais décidé de passer un bon moment et de trouver la façon la plus efficace pour mon corps de franchir chaque obstacle.

Un de ces obstacles a été particulièrement difficile pour moi. On nous a donnés un sac de sable très lourd avec lequel nous devions escalader une colline escarpée et la redescendre. Toutes les participantes ont tiré le gros sac sur le sol, ce qui était très éprouvant pour leurs dos mais elles pouvaient le faire parce qu'elles étaient toutes très fortes, beaucoup plus fortes que moi. Elles s'arrêtaient et prenaient de brèves pauses en gravissant la colline pour laisser la douleur se calmer et se préparer psychologiquement. Ma première idée en voyant ce défi a été de me dire qu'il n'y avait aucune chance que je puisse transporter cet énorme sac sur cette colline comme elles et que je ne voulais pas me blesser le dos en essayant. Au lieu d'abandonner, j'ai donc trouvé une solution mieux adaptée à mes capacités physiques. J'ai pris le sac sur mes épaules, j'ai plié les genoux et je me suis légèrement inclinée vers l'avant pour conserver l'équilibre. Je pouvais porter le sac sur mes épaules. J'ai gravi la colline en trottinant et je suis redescendue de la même façon en souriant. J'étais fière d'avoir essayé de trouver une meilleure option et d'y être parvenue. Comme pour mon cours de CrossFit, je ne pense pas suivre un entraînement pour remporter une course d'obstacles mais j'ai une stratégie pour accomplir les tâches difficiles de la façon la plus efficace pour mon corps. C'est génial lorsqu'une stratégie qui fonctionne dans un secteur de votre vie peut s'appliquer avec succès dans beaucoup d'autres.

Le sport ne doit pas rimer avec douleur

Je ne suis pas une bodybuildeuse ni une sportive d'endurance, ce qui ne fait probablement pas le moindre doute si vous avez lu les pages précédentes. J'ai choisi de raconter ces histoires pour vous montrer qu'il est possible de surmonter des situations physiques difficiles en décidant de trouver une meilleure façon de se mouvoir et en décidant d'avoir un état d'esprit positif au lieu de compter sur la force et l'agressivité pour effectuer une tâche.

Je ne crois pas que le sport doive rimer avec souffrance physique. Trouver la façon la plus efficace de mouvoir votre corps est le meilleur moyen d'en accomplir plus. Lorsque nous croyons que la souffrance est le meilleur chemin vers la réussite, nous nous limitons considérablement. Nous avons tellement l'habitude d'assimiler la douleur à un signe de succès que nous avons pris l'habitude de ressentir de l'inconfort et de performer de façon sous-optimale. Nous devons commencer par changer d'état d'esprit et faire preuve de davantage de positivité et d'autonomie en sport. Nous devons ensuite modifier notre façon de nous mouvoir. Combinées, ces deux modifications sont la voie vers le bien-être physique et l'équilibre.

Je suis rarement la personne la plus forte ou la plus rapide de l'assistance, mais je veux utiliser mon corps de la façon la plus efficace et la plus harmonieuse possible quand je fais du sport et aussi y prendre du plaisir. J'ai recours à l'aisance et à l'efficacité des gestes quand je fais du yoga, quand je joue avec Daisy ou dans une situation à haute intensité comme une séance de CrossFit ou une Spartan Race. Mon objectif n'est pas d'être meilleure que les autres, mais de faire ce que je suis capable de faire. Mon objectif est de conserver un état d'esprit positif et une efficacité de mouvement afin de pouvoir exploiter tout mon potentiel dans tout ce que je fais et d'en apprécier chaque instant. Je sais qu'en restant dans cet état d'esprit, j'accomplis plus de choses, je me sens davantage présente et je ressens une certaine gratitude. C'est ce que je veux le plus dans la vie et je sais que je ne suis pas la seule à vouloir en accomplir davantage, à me sentir mieux et à ressentir de la gratitude. Il existe une formule mais vous ne la trouverez pas dans le sport ou dans le yoga. La magie est en vous.

Le Body positive devenu réalité

Que votre sport préféré soit le yoga, la course à pied, le vélo en salle ou la musculation, si vous vous y adonnez sans avoir l'esprit sain, avec un dialogue interne négatif ou avec l'esprit envahi par le stress de votre travail, vous créez des tensions dans votre corps et le sport peut réellement avoir des effets contraires, par exemple accroître les tensions musculaires, saper vos progrès, compliquer la perte de poids et provoquer un large éventail de troubles digestifs.

Nous vivons à l'ère de la « body positive » ce qui, de prime abord, semble être une excellente nouvelle. Mais nous devons être certains que nous n'utilisons pas cette expression populaire comme une façade alors que l'anxiété, le *body shaming* amplifié par les réseaux sociaux et le stress lié à notre apparence, sont tapis dans l'ombre. Pour réellement aimer et accepter notre corps, nous devons accepter que notre corps physique soit une expression de notre état mental et spirituel et des choix que nous faisons. Nos corps sont capables de choses incroyables mais seulement si nous les traitons bien. Ce sont eux qui portent la vie. Nous devons donc décider de faire de meilleurs choix pour nos corps. Arrêtons de juger et de chercher des défauts et commençons à honorer nos corps grâce au sport. Et honorons-les tous les jours.

devenez votre fan numéro un

Votre relation avec le sport est en constante évolution et elle commence dans votre tête. Si vous sentez s'insinuer des schémas de pensée négatifs dans votre esprit lorsque vous faites du sport, soyez patient avec vous-même, comme vous le faites lorsque votre esprit vagabonde pendant une séance de méditation. N'oubliez jamais que des pensées négatives viendront parfois s'insinuer pendant que vous faites du sport. Ne cherchez pas à les chasser de votre esprit et ramenez doucement votre concentration sur ce que vous faites. Lorsque je sens des pensées négatives s'insinuer pendant que je fais du sport, je récite cette prière d'amour pour mon corps. Vous pouvez l'emprunter si elle trouve un écho en vous ou écrire la vôtre, l'objectif étant d'instaurer un dialogue avec vous-même positif pendant que vous faites du sport.

Je suis reconnaissante à mon corps et pour tout ce qu'il m'apporte.

Je respecte mon corps et je vais lui permettre de se développer et d'évoluer.

J'adore mon corps et je vais faire du sport pour le maintenir en bonne santé.

J'aime mon corps et je vais célébrer tout ce qu'il me permet de faire.

Ces objectifs nous serviront de repère dans ce chapitre. Il est temps de nous y mettre. Comme dans les chapitres précédents, cette semaine 4 de votre voyage Détox corps et esprit sera constituée de trois phases :

Bien se mouvoir : Nous verrons comment être dans le flux, avoir le bon état d'esprit et nous mouvoir avec harmonie pendant les activités ordinaires que nous effectuons tous les jours.

Une nouvelle définition du sport : Nous modifierons nos habitudes vis-à-vis du sport et nous créerons des occasions de faire du sport et de bien nous mouvoir pendant notre journée.

Un grand bol d'air frais : Dans les moments de doute, sortez. Nous explorerons le pouvoir thérapeutique des grands espaces. Que vous viviez en ville, dans une banlieue résidentielle ou à la campagne, vous pouvez profiter des bienfaits des moments passés au grand air.

Bien se mouvoir

Ne forcez pas les choses ! De nos jours, beaucoup d'entre nous sont persuadés que plus égale toujours plus, que l'effort maximum égale le profit maximum, en sport et dans la vie en général. Nous nous sommes convaincus que si nous ne sommes pas rongés par le stress,

Notez-le dans votre journal :

objectifs pour se sentir bien dans son corps

Il est temps de définir la nouvelle relation que vous allez entretenir avec votre corps et le sport. Nous allons fixer quelques objectifs en commençant par répondre à une série de questions. Notez vos réponses. Nous y reviendrons à la fin de ce chapitre.

- Actuellement, combien de fois par semaine faites-vous une séance de sport structurée, un cours de yoga, une randonnée ou une séance de sport ? Combien de fois par semaine aimeriez-vous idéalement pouvoir faire du sport ?
- Pendant une activité physique, que se passe-t-il dans votre esprit ? Apportez-vous du stress mental et des pensées négatives dans votre séance de sport ?
- Quels types de sports pratiquez-vous actuellement et quels nouveaux sports seriez-vous disposé à essayer ?
- Avez-vous tendance à rester en mouvement tout au long de la journée ou êtes-vous sédentaire pendant l'essentiel de votre journée ?

- Pendant votre journée, y a-t-il des moments où vous pouvez incorporer davantage d'exercice physique ? Pouvez-vous prendre l'escalier au lieu de l'ascenseur ? Pouvez-vous quitter votre poste au travail pour aller faire une promenade ? Au lieu de surfer sur votre téléphone pendant vos moments d'inactivité, pourriez-vous faire la planche ou des étirements ?

En fonction de vos réponses à ces questions, quels sont les changements que vous aimeriez effectuer dans votre relation avec votre corps et avec le sport ? Ce sont vos objectifs pour vous sentir bien dans votre corps. Notez-les également. À titre d'exemple, voilà mes objectifs pour me sentir bien dans mon corps :

- Je veux faire une séance de yoga tous les jours, ne serait-ce que pendant 10 ou 20 minutes.
- Je veux me défier physiquement en faisant de nouveaux exercices au moins une fois par semaine.
- Je veux faire davantage de sport en plein air, faire plus de marche rapide et de randonnée.
- Je veux faire davantage de pauses pendant ma journée de travail pour faire des exercices simples, comme des planches.
- Je veux me sentir bien dans mon corps et que cela se reflète sur mon état d'esprit.

mentalement et physiquement, nous ne fournissons pas assez d'efforts. C'est pourtant l'inverse, surtout en sport. Par exemple, parce que vous avez peur de manquer votre cours intensif de cardio, vous allez serrer les dents et froncer les yeux en vous y rendant ; ainsi, vous créez davantage de tension dans votre corps et votre esprit alors que vous essayez d'améliorer votre santé. Si vous culpabilisez mentalement pendant un cours de yoga de ne pas avoir assez de force ou de ne pas être assez souple, cette pratique n'a aucune chance de vous apporter le moindre bienfait. Au travail, quand la solution à un problème vous échappe et que vous contractez votre corps, cela va également vous perturber.

Il est important d'admettre que c'est un travers auquel nous succombons tous. Nous conservons tous de la tension dans nos corps et cela affecte notre façon de bouger et fonctionner tout au long de la journée. Mais si nous prenons le temps de repérer les habitudes qui nous desservent, nous pouvons faire un effort pour en changer et en adopter de nouvelles et de meilleures. L'équilibre n'est pas une destination dans laquelle, soudain, tout fonctionne à merveille. Pour être en équilibre, vous devez constamment être à l'affût et procéder aux ajustements qui vous permettront de vous sentir mieux et plus en phase avec vous-même.

On veut nous faire croire que la maladie, le burnout, les tensions et le stress sont parties intégrantes de nos vies bien chargées. Ils sont devenus nos médailles du mérite, des signes indiquant que nous travaillons dur et que nous profitons au maximum de la vie. Alors qu'en réalité, ce sont des signaux d'alarme, des drapeaux rouges que notre corps lève pour nous dire d'arrêter ! Au lieu de nous pousser physiquement jusqu'au point de rupture et d'obliger nos corps à faire plus que ce qu'ils veulent faire, nous devons adopter une philosophie basée sur l'efficacité de mouvement, la philosophie de « bien se mouvoir » pour reprendre le nom que je lui ai donné. Bien se mouvoir nous permettra de prendre soin de nos corps et de leur laisser le temps de se régénérer au lieu de nous user jusqu'à la corde, de nous effondrer ou de nous épuiser physiquement. En recherchant l'efficacité de mouvement, nous découvrons notre véritable potentiel, nous pouvons faire plus que ce que nous croyions possible, nous avons accès à des réserves d'énergie et de force lorsque nous en avons besoin et nous sommes capables de nous régénérer au passage.

Lorsque nous nous poussons jusqu'à la douleur, pendant une séance de running ou en effectuant une tâche quotidienne, par exemple ranger les courses, nous n'agissons pas au mieux pour nos corps. Nous devons plutôt apprendre à mouvoir nos corps de la façon la plus efficace possible et dans des amplitudes saines qui permettent d'éliminer les vieilles mauvaises habitudes et d'en acquérir des bonnes qui permettent à nos corps d'accumuler de la force. Nous pouvons entretenir une relation saine avec les problèmes si nous sommes capables de bien nous mouvoir. Nous pouvons revenir à la normale et apprécier le sport au lieu de le considérer comme une corvée ou une punition.

Tout au long de cette semaine 4, nous allons nous appliquer à nous mouvoir de façon harmonieuse pendant nos activités quotidiennes au lieu de considérer l'activité physique comme un mal nécessaire qui doit être forcée. Nous pratiquerons le « bien se mouvoir » dans tous nos gestes de la journée, au réveil, en rangeant les courses et en marchant de façon plus efficace. Rechercher l'efficacité du geste quand on ouvre une porte, quand on est debout ou même en préparant le café peut paraître stupide mais nous ne pouvons pas espérer acquérir une efficacité de mouvement pendant nos séances de sport structurées si nous ne pratiquons pas cette efficacité de mouvement pendant nos activités quotidiennes.

le tai-chi moderne

Lorsque nous entendons le mot tai-chi, la plupart d'entre nous voient un groupe de Chinois d'un certain âge en train d'effectuer, lentement et avec grâce, des exercices dans un parc. Mais la philosophie sur laquelle repose cette discipline ne se limite pas, loin sans faut, à des exercices physiques destinés à réduire le stress. Le tai-chi est un mode de vie qui se pratique en Chine depuis des milliers d'année et qui s'est transmis de génération en génération. À l'origine, le tai-chi était une philosophie avant de devenir un art martial. Les exercices que nous identifions aujourd'hui comme appartenant au tai-chi n'ont donc que quelques centaines d'années. « Tai chi » signifie « le faîte ultime » et ses pratiquants veulent s'améliorer et avancer vers l'illimité, l'immensité de l'existence et le grand éternel. Un principe directeur du tai-chi est la théorie des contraires : *yin* et *yang*, le négatif et le positif. Selon le tai-chi, les capacités du corps humain peuvent être développées au-delà de notre potentiel préconçu. La civilisation peut être améliorée pour atteindre les niveaux le plus élevés de réussite. La créativité est sans borne et l'esprit humain ne doit pas avoir de limite dans ses capacités. Selon les préceptes du tai-chi, on se rapproche de ce faîte ultime en équilibrant ses énergies *yin* et *yang* naturelles et en étant en harmonie avec soi et la nature. Nous pouvons utiliser la vaste et ancestrale sagesse du tai-chi dans notre vie quotidienne. Selon les préceptes du tai-chi, nous devrions atteindre nos objectifs grâce à la modération et en restant en phase avec la nature. Le tai-chi repose sur l'idée que nous devons rechercher l'harmonie de l'esprit et du corps tout en restant en phase avec la nature.

Nous créons de l'harmonie dans nos vies grâce à notre façon de penser (méditation), de nous mouvoir (sport) et d'agir (gentillesse et serviabilité). Lorsque nous nous déplaçons avec grâce et efficacité, nous sommes dans le flux du tai-chi et nous ressentons une sensation de créativité, d'accomplissement et de bien-être. Considérez le tai-chi comme une vérité universelle qui se trouve en vous et qui n'attend que d'être découverte. Cette pratique est déjà en vous et le plaisir, c'est d'en prendre possession.

ROUTINE D'EXERCICE PHYSIQUE DU MATIN : RÉVEIL MUSCULAIRE TAI-CHI

Voilà une routine à ajouter le matin au réveil pour donner de l'entrain à votre corps et le préparer à se mouvoir de façon harmonieuse tout au long de votre journée.

1. Sortez du lit et tenez-vous debout, à côté de votre lit. Bougez les hanches latéralement pour trouver la position des pieds la plus stable et la plus confortable possible pour vos pieds. Relâchez un peu les genoux pour rester souple. Relâchez les bras le long du corps.

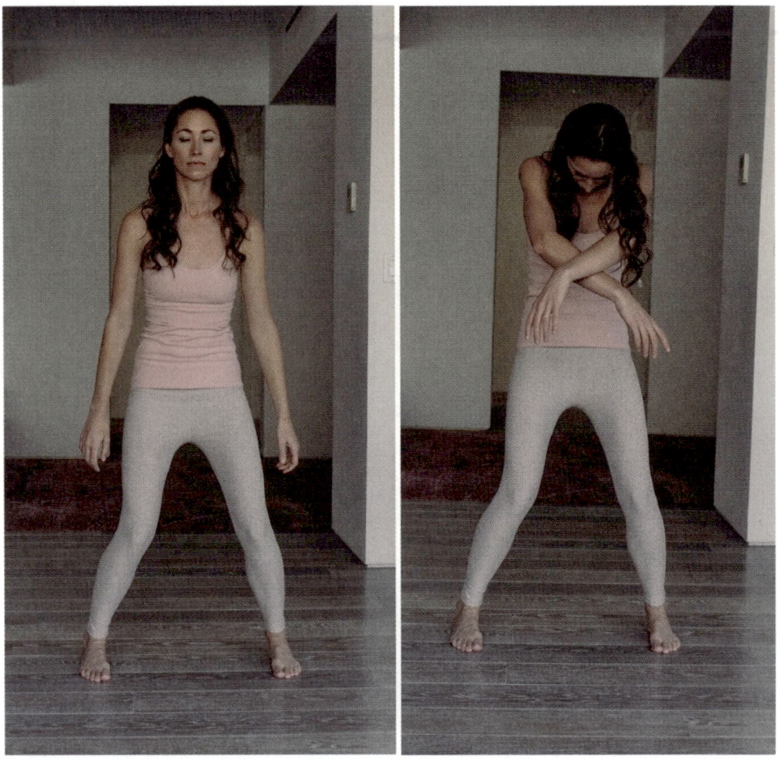

2. Commencez à remuer les bras, laissez-les vraiment pendre, vous devez sentir vos mains et vos bras remuer librement. Laissez vos épaules monter et redescendre au rythme de votre respiration. Restez ainsi pendant 10 longues et profondes respirations, en expirant un peu plus longtemps que vous inspirez. Lorsque vous avez terminé, relâchez les bras de chaque côté du corps et prenez quelques longues et profondes respirations de plus.

3. Croisez les bras devant vous et arrondissez le dos vers l'avant, un peu comme un chat. Relâchez votre tête et votre cou vers l'avant. Inspirez et relevez les épaules et levez les bras au-dessus de votre tête en les décroisant pour terminer bras tendus. Expirez et relâchez

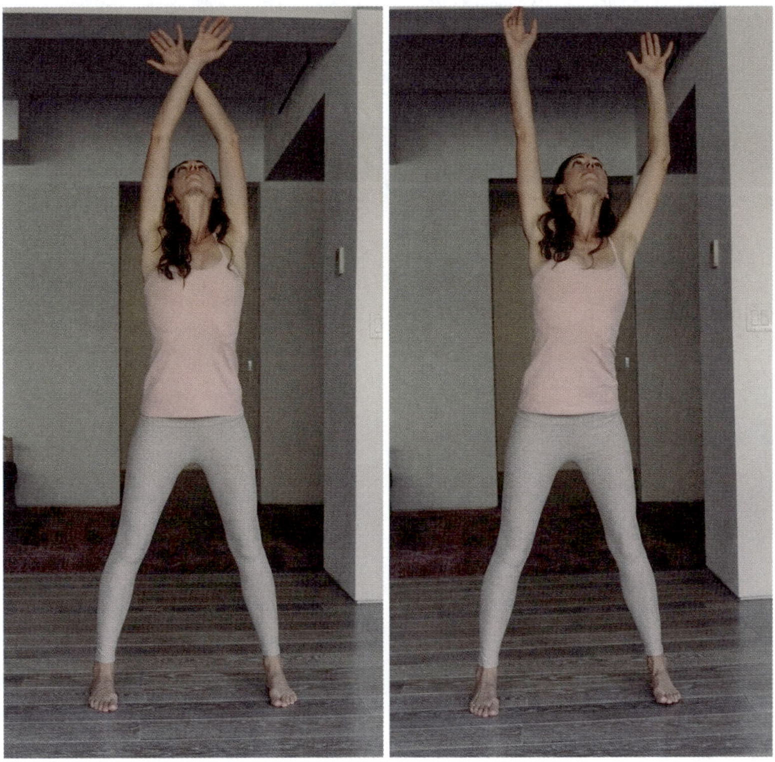

les bras de chaque côté du corps. À faire 10 fois. Revenez au centre en ayant les bras le long du corps et prenez quelques longues et profondes respirations.

4. Restez debout. Dans un mouvement continu, bougez les hanches et déplacez le poids de votre corps sur la jambe droite en laissant le pied gauche en appui sur le sol. Laissez vos bras glisser vers la droite. Inspirez, relevez les épaules, levez les bras sur la droite et tendez-les au-dessus de votre tête. Expirez et continuez le mouvement circulaire vers le bas sur votre gauche pour terminer corps incliné vers l'avant, bras relâchés devant les jambes. Fléchissez

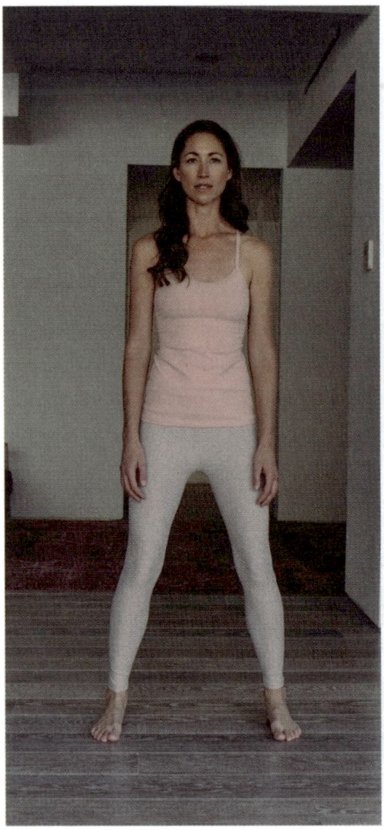

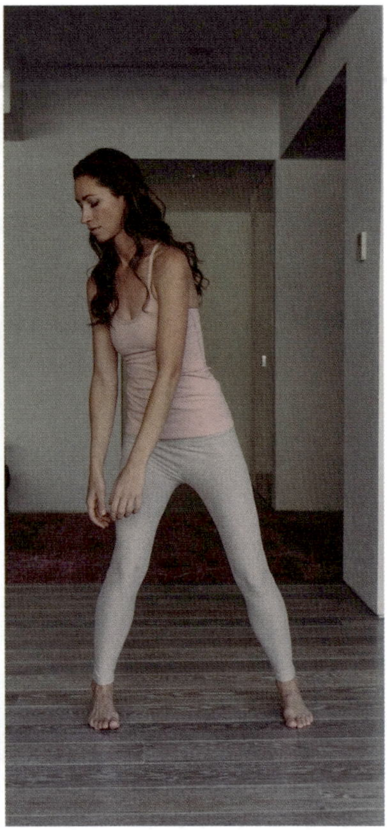

légèrement les genoux pour être plus à l'aise. Continuez le mouvement circulaire sur votre droite. Inspirez, relevez les épaules, levez les bras et tendez-les au-dessus de votre tête. Expirez et revenez en position corps incliné vers l'avant.

5. Continuez ce mouvement circulaire encore 4 fois, en terminant avec les bras tendus à la verticale. Expirez et laissez tomber les bras le long du corps. Recommencez mais cette fois de la gauche vers la droite en plaçant le poids sur la jambe gauche. Après 4 autres répétitions, terminez en position bras tendus au-dessus de la tête puis laissez-les tomber le long de votre corps. Restez en position debout

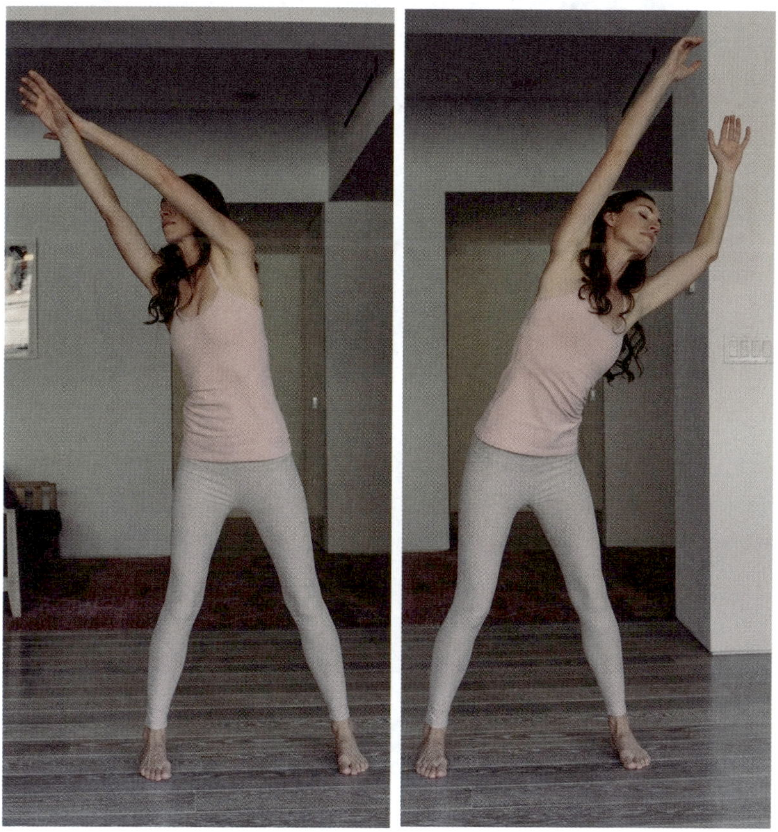

pendant 3 longues et profondes respirations et soyez attentif à vos sensations.

6. Conservez cette position debout confortable et prenez quelques longues et profondes respirations dans cette position. Agitez bien encore une fois les bras et revenez en position immobile lorsque vous avez terminé. Inspirez longuement et profondément par le nez puis expirez par la bouche.

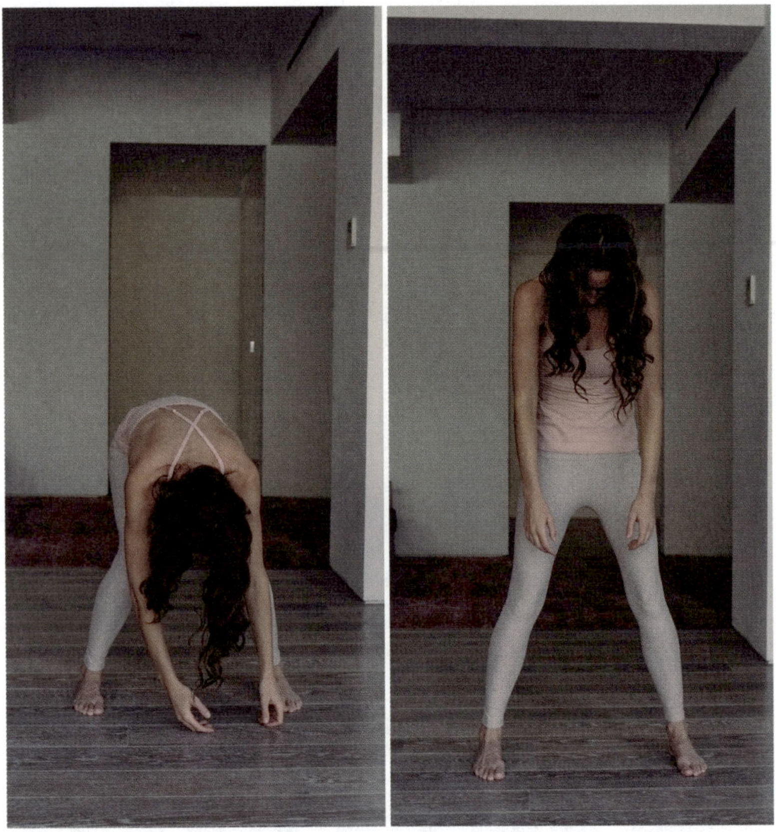

SOULEVER LE SAC DE COURSES

Vous revenez juste de l'épicerie ou du marché et vous avez posé votre sac de courses sur le sol de la cuisine. Examinons d'un peu plus près à la façon dont vous allez soulever ce sac pour ranger vos courses et voyons s'il n'y aurait pas des mouvements plus efficaces qui seront bénéfiques pour votre corps et vous apporteront une harmonie sur tous les plans. Pourquoi autant s'intéresser à la façon de soulever un sac de courses, me direz-vous ? Eh bien, parce que votre façon d'effectuer une tâche physique aussi banale nous montrera la tension – ou l'aisance – avec lesquelles vous effectuez des activités plus physiques comme la course ou le yoga.

1. Mettez-vous debout à côté de votre sac de courses. Commencez par fléchir les genoux et posez les mains sur le sol pour avoir un point d'appui. Utilisez la force de vos bras, pour n'exercer aucune pression sur vos genoux et prenez une position de squat confortable. Utilisez vos bras comme point d'appui est essentiel pour éviter le stress sur vos genoux qui pourrait provoquer des problèmes, dans l'immédiat ou plus tard, sur cette articulation.

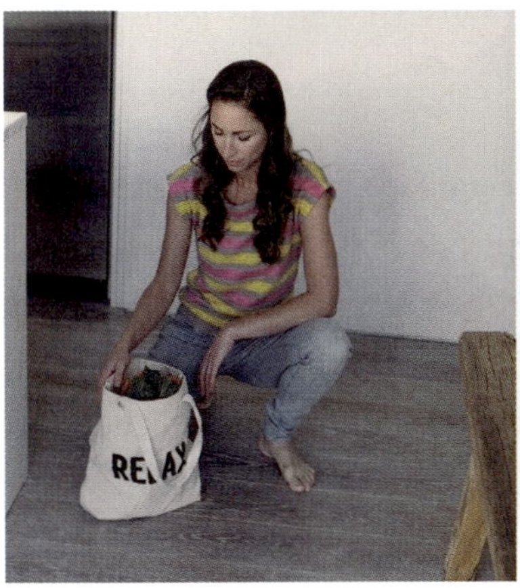
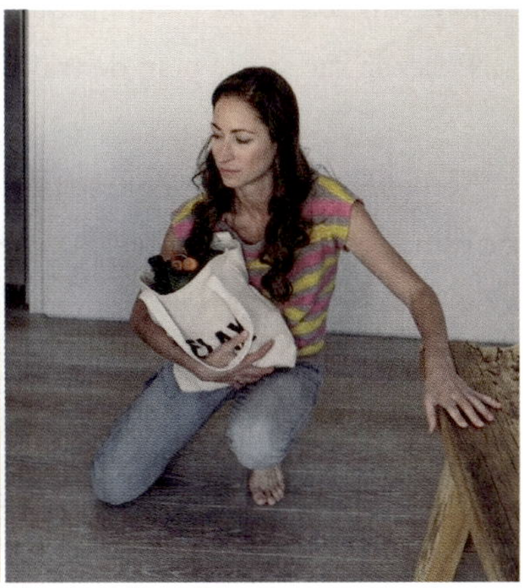

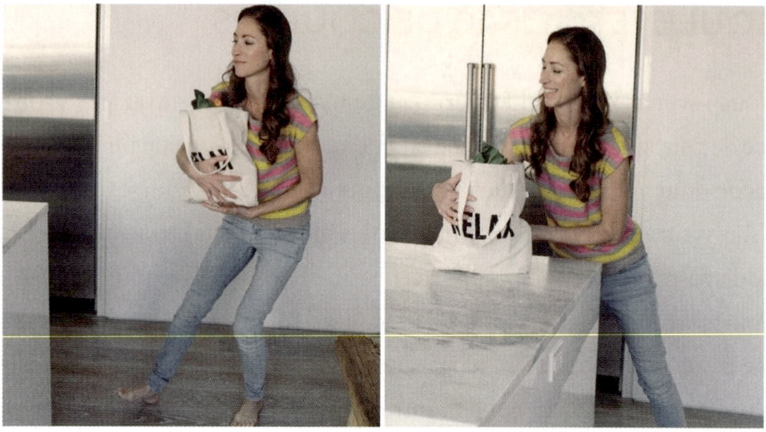

2. Maintenant, pour soulever le sac à proprement parler : pour ouvrir un bocal, tenez-le vous loin de votre corps ou tout près de vous pour tourner le couvercle ? En général, vous le tenez tout près de vous. Faisons de même avec nos courses. Faites glisser le sac vers vous et rapprochez-le de votre poitrine. Si vous pouvez le faire avec un seul bras, laissez l'autre en appui sur le sol. Si le sac est trop lourd pour pouvoir être soulevé avec un seul bras, enlevez un article à la fois et posez-les sur le plan de travail jusqu'à ce que le sac soit assez léger pour que vous puissiez le tenir contre votre poitrine avec un seul bras pendant que l'autre vous sert de point d'appui. Posez le sac sur le plan de travail.

Soulever un sac de courses de cette façon permet d'améliorer la coordination de l'ensemble du corps ; de plus, c'est un exercice que vous pouvez faire régulièrement. Il ne s'agit pas tant de soulever le sac de course d'une façon qui évite tout risque de blessure. Il s'agit d'apprendre à déplacer toutes les parties de notre corps de façon coordonnée afin d'améliorer notre coordination et notre force pour effectuer d'autres activités physiques plus difficiles.

PASSER LE BALAI

Balayer est l'une de mes activités préférées pour m'entraîner à bien me mouvoir. Nous considérons le ménage comme une corvée déplaisante ou une tâche à confier à un tiers pendant que nous faisons un travail plus important. Selon les préceptes du tai-chi, il s'agit d'un raisonnement fallacieux qui perturbe notre harmonie et qui est à la source de bien des maux, pour les individus mais aussi pour la société dans son ensemble. Toujours selon le tai-chi, des tâches simples, comme balayer ou faire le ménage, sont des marques de simplicité et d'appréciation de la vie qui nous apportent de la vitalité. Pour balayer d'une façon conforme aux préceptes du tai-chi :

1. Tenez le balai près de votre corps. Déplacez votre centre de gravité afin d'utiliser tout votre corps pour déplacer le balai et non pas seulement les muscles de votre bras et de votre épaule. Le balai se déplace parce que votre centre de gravité se déplace, pas parce que vous le poussez grâce à la force de votre bras.

2. Utilisez votre bras pour guider le balai et non pour lui transférer de l'énergie. Faites attention à vos changements de direction en gardant le manche du balai près de votre corps.

Si vous avez tendance à balayer d'un seul bras avec lequel vous poussez sur le balai jusqu'à ressentir une fatigue au niveau des épaules ou du dos, cette méthode plus harmonieuse pour tout le corps vous sera bénéfique. En apportant davantage de coordination et d'harmonie à votre coup de balai, vous pourriez vraiment commencer à trouver cette activité agréable et méditative !

SUPPRIMER LES « DOUBLONS »

Nous avons tous quelques drôles d'habitudes et des tics gestuels dont nous n'avons, pour l'essentiel, pas conscience. Lorsque quelque chose m'enthousiasme, je sais que j'ai tendance à lever les bras et les mains devant moi et à faire des grands gestes superflus. Je ne vais pas me blesser avec ces grands gestes de la main mais ils me font accumuler de la tension et réduisent mon harmonie globale. Selon le tai-chi, l'alignement consiste à se déplacer en harmonie avec votre entité globale à tout instant de la journée Toute action inutile pour effectuer un mouvement bloque le chi. Je ne veux pas que mon chi soit bloqué, raison pour laquelle je fais l'effort conscient de relâcher mes mains lorsque je suis contente. Je me sens mieux et plus détendue et je constate qu'il m'est plus facile de communiquer lorsque je suis détendue que lorsque je laisse libre cours à mes tics de mains.

J'appelle ce geste superflu de la main que j'ai tendance à faire, « doublonner ». Comme je suis dans un état d'excitation émotionnelle et que mon esprit est troublé, je « doublonne » avec un geste physique. Je suis loin d'être la seule. Lorsque quelque chose nous ravit, nous trahissons notre excitation par des gestes physiques. Même chose lorsque nous sommes frustrés ou tendus. Cela arrive aussi lorsque nous faisons du sport : nous contractons nos muscles au lieu de les laisser bouger naturellement et efficacement d'une façon qui serait bénéfique à nos corps. Lorsque je remarque que je fais un doublon, je fais un effort conscient pour laisser tomber mes bras, prendre une position corporelle plus détendue, me reprendre et me reconcentrer sur ma respiration. Lorsque je suis en alignement et en harmonie, j'accomplis plus de choses. C'est une motivation supplémentaire de comprendre qu'en « doublonnant », vous ressentirez plus vite de la fatigue, et ce parce que vous travaillez de façon inefficace et non parce que vous accumulez de la force. C'est une fatigue inutile. Supprimer les doublons libérera l'énergie emprisonnée et permettra à votre corps d'accumuler plus de force et une amplitude de mouvement plus saine.

Essayez le petit exercice suivant : la prochaine fois que vous marchez ou discutez avec des amis, prenez note de la position de votre corps. Arrêtez ce que vous faites, écartez les pieds, relâchez les genoux et respirez profondément. Vous verrez, dans cette simple position debout, à quel point vos inspirations vous soulagent et à quel point vos expirations vous détendent. Laissez tomber les épaules et les bras et laissez votre corps se relâcher. Ces ajustements devraient être tellement subtils que les personnes qui vous entourent ne devraient même pas s'en rendre compte. Vos amis ne devraient même pas remarquer que vous faites du tai-chi ou du sport. Le secret consiste à bouger d'une façon plus efficace qui vous permet d'être plus en phase avec vous-même et vos sensations et de faire disparaître les mauvaises habitudes qui sapent votre énergie et vous épuisent.

Une nouvelle définition du sport

Je sais que vous êtes très occupé, je le comprends parfaitement, mais des « journées chargées » ne sont pas une bonne raison pour ne pas faire du sport une priorité. Lorsque le sport est quelque chose que nous compartimentons et séparons de nos autres activités quotidiennes, il devient très difficile de trouver le temps pour en faire. Si vous avez tendance à compartimenter le sport ainsi, je veux que vous changiez votre façon de penser. Au lieu de voir le sport comme une activité circonscrite à suivre un cours, se rendre à la salle ou sortir courir, redéfinissez le sport comme une façon de mouvoir votre corps tout au long de la journée. Cela ne signifie pas que vous devez *arrêter* de vous rendre à la salle, de suivre des cours ou de faire du jogging si ces activités vous permettent de vous sentir bien. Cela signifie que vous pouvez trouver des façons de bouger davantage pendant des moments simples auxquels on ne pense jamais, par exemple pendant que vous vous rendez au travail, que vous faites la queue ou la cuisine. Vous pouvez également profiter de certaines opportunités, par exemple prendre l'escalier au lieu de l'ascenseur, prendre votre vélo ou marcher au lieu de prendre votre voiture ou les transports en commun et ainsi dégager pendant la journée des moments pour des séances de sport de 5 ou 10 minutes. Et cela, même si vous êtes assidu à la salle de sports ou si vous courez souvent ou faites régulièrement du yoga. Vous devez avoir pour objectif de bouger plus pendant vos activités quotidiennes. Cela vous sera toujours bénéfique, quel que soit votre niveau de forme actuel.

Quelques moments pour faire du sport

Beaucoup d'entre nous sont persuadés que s'ils réussissent à suivre un cours de sport ou à se rendre à la salle après le travail, ils ont coché la « case sport » et que cela suffit. Ce moment à la salle ou ce cours sont bénéfiques, n'interprétez pas mes paroles de travers. Mais cela ne remplace pas un style de vie actif en dehors de la salle, surtout si vous travaillez dans un bureau dans lequel vous êtes sédentaire pendant la plus grosse partie de la journée. De nos jours, il peut être difficile de trouver le temps de faire du sport, j'en suis bien consciente. C'est la raison pour laquelle il est important de sortir du cadre « heures de sport désignées » pour bouger nos corps et les mouvoir de façon harmonieuse et cela, tout au long de la journée. Ceci étant dit, voilà quelques exercices à inclure dans votre routine quotidienne qui augmentent votre temps de sport.

EXERCICES POUR LE BUREAU

Voilà quelques exercices simples que vous pouvez effectuer au travail ou dans votre bureau chez vous pendant une pause si vous travaillez à domicile. Tous sont prévus pour être effectués debout afin de vous éviter de devoir vous allonger sur le sol avec vos habits de travail. Choisissez l'exercice qui correspond à vos besoins selon que vous avez envie d'une brève séquence de renforcement musculaire, d'étirement pour des hanches et un dos contractés ou d'une séquence qui boostera votre humeur globale corps-esprit. Je vous promets que chacun d'entre eux feront plus pour booster votre humeur qu'un café dans l'après-midi ou une pause sucrée !

5 minutes de renforcement musculaire et de concentration

Voilà une routine simple de renforcement musculaire et de concentration que vous pouvez faire dans votre bureau ou votre espace de travail si vous travaillez dans un *open space*. Si le cœur vous en dit, persuadez quelques collègues de se joindre à vous et faites-la dans un espace commun !

SQUATS

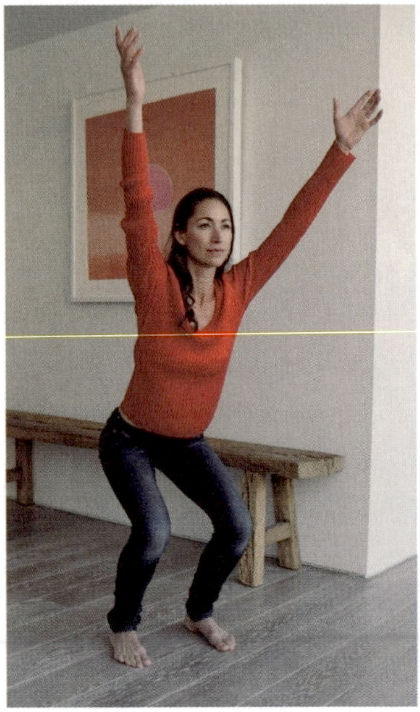

1. Debout, écart des pieds légèrement supérieur à la largeur des hanches. Inspirez et soulevez un peu votre corps en ramenant les mains devant vous en position de prière, en symbiose avec votre corps.

2. Expirez et pliez les genoux en reculant les hanches.

3. Inspirez et revenez en position debout. Recommencez 20 fois.

POSTURE DE L'ARBRE

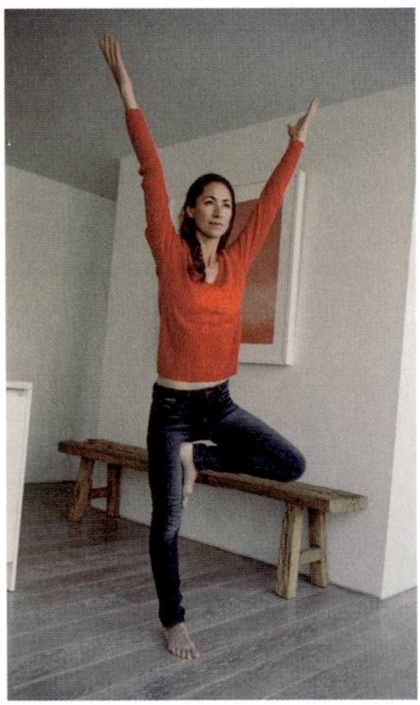

1. Position debout, déplacez votre poids sur votre jambe droite et ramenez le genou gauche à la poitrine.

2. Écartez la cuisse gauche de façon à ce que votre genou forme un angle à 90 degrés et appuyez la plante de votre pied gauche sur l'intérieur de votre cuisse droite. En alternance, posez les orteils de votre pied gauche sur le sol, la plante de votre pied gauche en appui sur l'intérieur de votre cheville droite.

3. Levez les bras au-dessus de la tête en forme de V. Conservez cette posture pendant 5 longues et profondes respirations. À faire de l'autre côté.

En fonction du temps dont vous disposez, répétez cette séquence squat-posture de l'arbre une ou deux fois.

5 minutes de décontraction

Utilisez cette routine relaxante pour éliminer les tensions de votre corps et de votre esprit. Vous pouvez la faire à votre bureau ou persuader quelques collègues de se joindre à vous et la faire en petit comité.

ÉTIREMENT LATÉRAUX DEBOUT

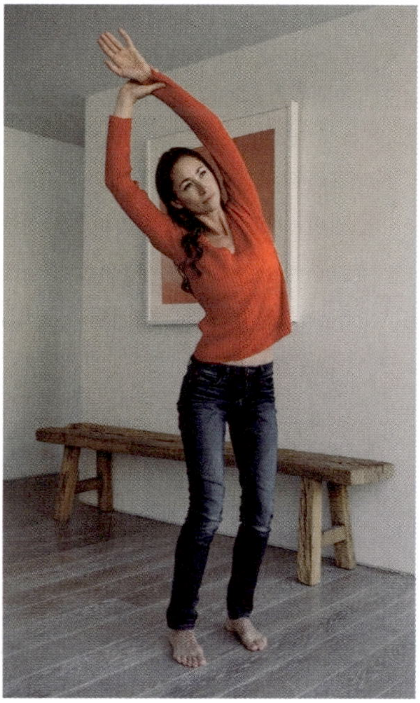

1. Debout, pieds légèrement écartés. Relâchez les bras le long du corps. Prenez une grosse inspiration et levez les bras au-dessus de la tête.
2. Expirez et saisissez votre poignet gauche avec votre main droite. Inspirez et tirez légèrement sur la droite.
3. Revenez au centre et faites la même chose de l'autre côté. Expirez et relâchez les bras le long du corps.

FENTE HAUTE

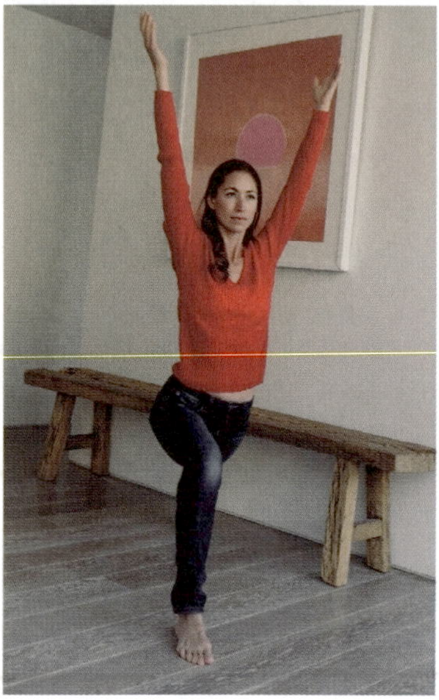

1. Déplacez votre poids sur votre jambe droite et reculez le pied gauche en gardant les pieds parallèles. Ne reculez pas trop le pied et conservez un écart de pied confortable pour ne pas avoir de difficulté à garder l'équilibre.
2. Inspirez et levez les bras au-dessus de la tête. Expirez et pliez les genoux en descendant les hanches jusqu'à ce que votre jambe avant forme un angle à 90 degrés. Vous êtes désormais en position de fente haute.
3. Inspirez et relevez les hanches en tendant votre jambe. Expirez et redescendez les hanches. Répétez ce mouvement 3 fois. Changez de jambe et faites la même chose de l'autre côté.

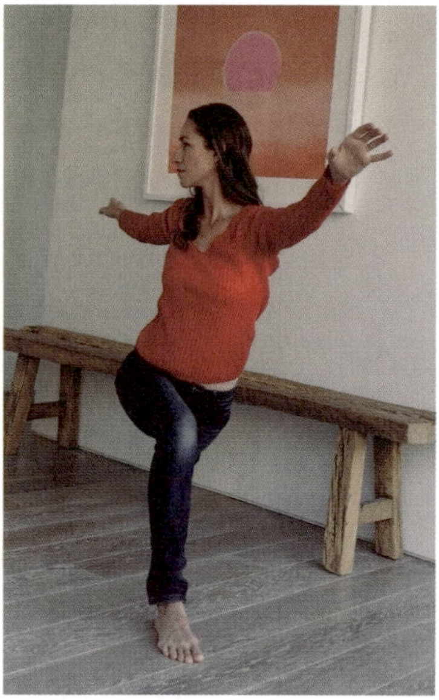

FENTE HAUTE AVEC TORSION

1. Mettez-vous en position fente haute, bras levés. Expirez et tournez le buste vers la droite et écartant les bras en forme de T.

2. Inspirez, tournez le buste vers la gauche pour revenir en position fente haute. Répétez ce mouvement de torsion 3 fois.

3. Revenez en position de fente haute. Déplacez votre poids légèrement sur votre pied arrière et utilisez cet élan pour ramener le pied arrière au niveau du pied avant. Relâchez les bras le long du corps.

4. À faire de l'autre côté.

Pause toilette pour booster votre humeur

Cette mini routine est géniale lorsque vous avez juste besoin de faire une petite pause pour améliorer un peu vos sensations.

ÉTIREMENT LAVABO

1. Debout à une certaine distance du lavabo des toilettes dans une position confortable, pliez les genoux, arrondissez légèrement le dos et posez les mains sur les cuisses.

2. Penchez-vous sur la gauche et tendez la main droite vers le lavabo et posez-la dessus. Penchez-vous sur la droite et tendez la main gauche vers le lavabo et posez-la dessus. Avancez ou reculez un peu pour adapter votre position jusqu'à ce que vous ayez les bras tendus.

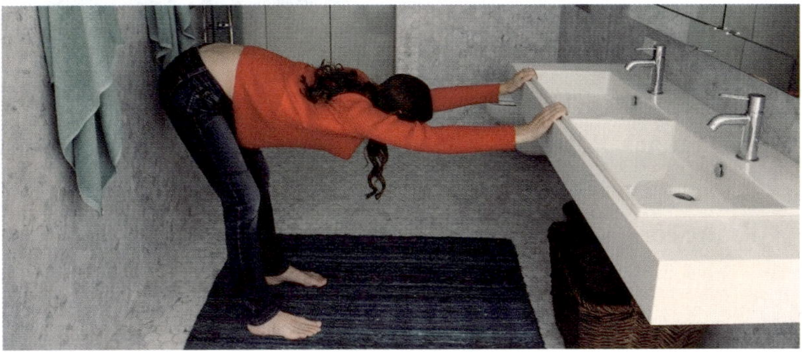

3. Relâchez la tête et le cou pendant 3 longues et profondes respirations.

4. Pour conclure cet exercice, regardez le lavabo, rapprochez vos pieds du lavabo et retrouvez lentement la position debout. Relâchez les bras le long du corps.

ÉTIREMENT DES ÉPAULES

1. Position debout, inspirez et tendez les bras au-dessus de votre tête.

2. Expirez et pliez légèrement votre bras gauche puis saisissez votre poignet gauche avec la main droite. Penchez-vous légèrement sur la droite, en déplaçant votre poids sur votre pied droit et en tirant doucement sur votre poignet gauche avec votre main droite.

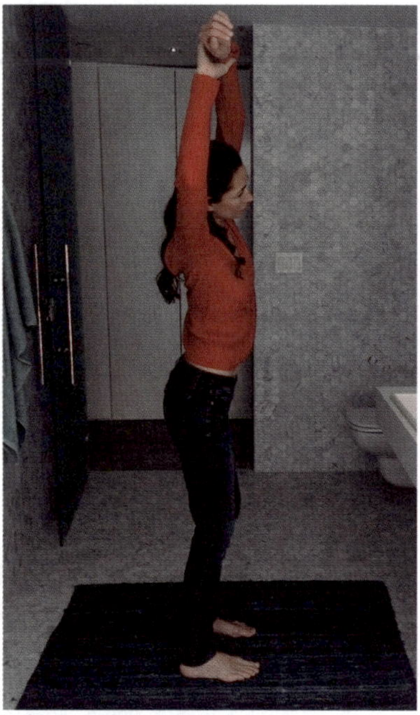

3. Penchez-vous un peu plus sur la droite et tirez sur votre poignet gauche jusqu'à ce que vous ressentiez un tiraillement dans votre épaule et votre triceps gauche.

4. Conservez cette position pendant 5 longues et profondes respirations. Relâchez les bras le long du corps. À refaire de l'autre côté.

EXERCICES EN CUISINANT

Selon ce que vous préparez dans la cuisine, il y a souvent un temps d'inactivité pendant que vous attendez que le four préchauffe ou que votre smoothie soit prêt. Utilisez ces occasions pour bouger votre corps au lieu de surfer sur votre téléphone ou de faire défiler les chaînes sur la télé ! Voilà quelques façons simples de faire circuler votre sang pendant que vous faites la cuisine.

Numéros d'équilibriste devant le mixeur

C'est l'heure de votre smoothie et pendant les instants d'inactivité où vous attendez que votre délicieuse et nutritive décoction finisse de tourner dans le mixeur, essayez ces mouvements pour donner un coup de boost à votre corps (et à votre appétit).

POSTURE DE L'ARBRE

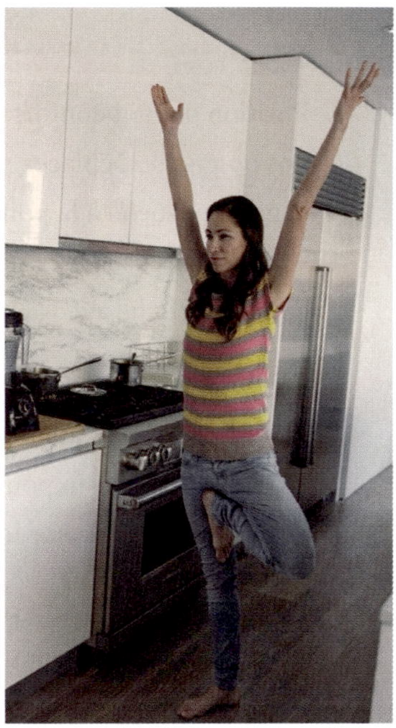

1. Position debout, déplacez votre poids sur votre jambe droite et ramenez le genou gauche à la poitrine.
2. Écartez la cuisse gauche de façon à ce que votre genou forme un angle à 90 degrés et appuyez la plante de votre pied gauche sur l'intérieur de votre cuisse droite. En alternance, posez les orteils de votre pied gauche sur le sol, la plante de votre pied gauche en appui sur l'intérieur de votre cheville droite.

3. Levez les bras au-dessus de la tête en forme de V. Conservez cette posture pendant 5 longues et profondes respirations. Faites la même chose de l'autre côté.

POSTURE DE LA DANSEUSE

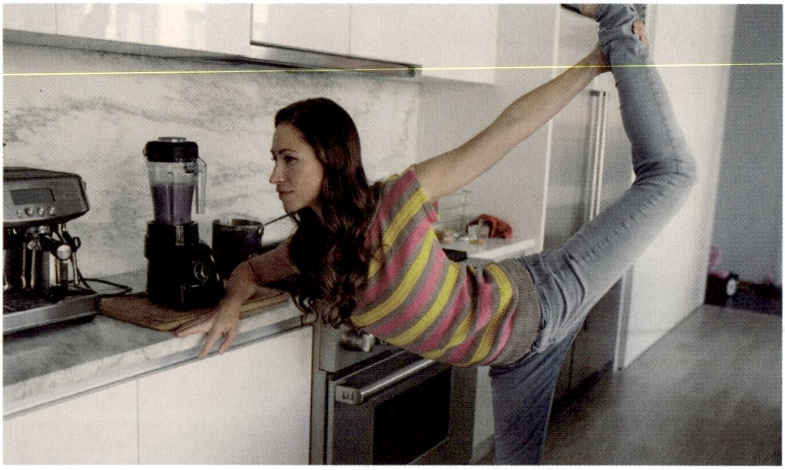

1. Position debout confortable. Écart des pieds, deux fois la taille de vos poignets. Déplacez votre poids sur la jambe droite et ramenez le genou gauche à la poitrine. Laissez basculer votre genou gauche vers l'avant jusqu'à ce que vous puissiez saisir l'intérieur de votre cheville gauche avec la main gauche.

2. Conservez cette position pendant quelques longues et profondes respirations pour assurer votre équilibre. Inspirez et appuyez le pied sur votre main pour former un angle avec votre jambe pliée. Posez l'autre main sur le plan de travail pour conserver l'équilibre.

3. Expirez et relâchez un peu la pression du pied pour agrandir l'angle. Inspirez et appuyez le pied sur la main pour réduire l'angle. Expirez et relâchez à nouveau. Répétez cette séquence

d'inspiration et de réduction suivie d'une séquence d'expiration et d'agrandissement pendant quelques longues et profondes respirations. Lâchez votre pied, ramenez le genou à la poitrine et posez le pied sur le sol. À faire avec l'autre jambe.

PLANCHE ET POSTURE CHAISE DEVANT LE FOUR

Pour les attentes plus longues en cuisine, voilà deux exercices de renforcement musculaire qui vous permettront de vous sentir échauffé et revigoré.

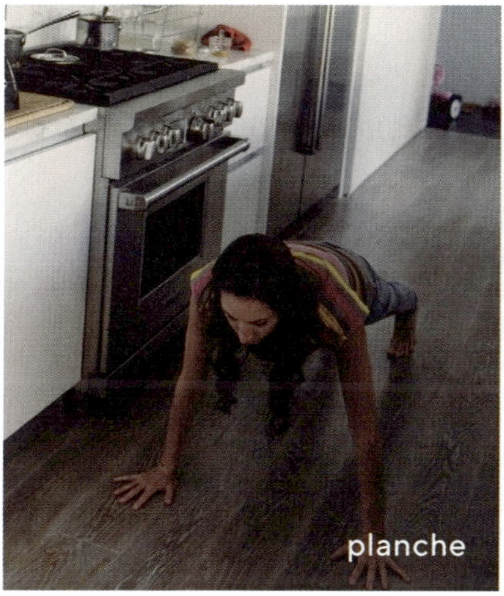

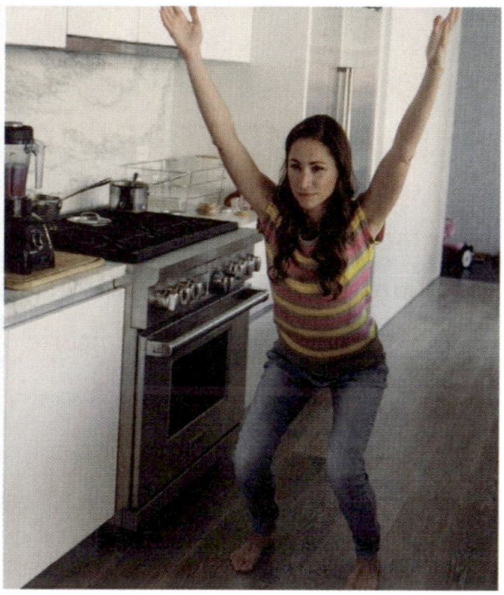

1. Placez-vous en position de planche. Écartez un petit peu plus les bras que d'habitude. Bougez un peu latéralement et d'avant en arrière.

2. Conservez cette position pendant 10 longues et profondes respirations. Inspirez et soulevez un peu votre corps. Expirez, relâchez et bougez un peu pour vous relâcher. Après 10 respirations, relâchez les genoux vers le sol et revenez doucement en position debout.

3. Pieds écartés de la largeur de vos hanches, fermez les yeux et concentrez-vous sur votre respiration. Inspirez et levez les bras devant le corps. Expirez et redescendez les hanches en position chaise, en vous inclinant légèrement vers l'avant, genoux fléchis à 90 degrés, dos droit.
4. Inspirez et revenez en position debout en laissant tomber les bras.
5. Recommencez 10 fois ou pendant le temps de cuisson restant ! N'oubliez pas de vous reconcentrer sur votre respiration chaque fois que vous sentez une tension s'insinuer dans votre corps.

MOUVEMENT PRIMAL QUOTIDIEN

Fort de votre nouvel état d'esprit, vous devez chercher des occasions de faire plus de sport dans tous les endroits où vous entrez. Dans la queue au coffee shop, à l'épicerie ou la banque ; au lieu de maugréer à propos de la durée de l'attente, dérouillez votre corps et bougez !

CONVERSATION RESPIRATION-CORPS DANS LA FILE D'ATTENTE

Essayez cet exercice pendant que vous êtes dans la file d'attente pour évacuer les tensions physiques et mentales.

1. Debout les pieds légèrement écartés. Relâchez vos genoux et tout votre corps pour évacuer toute rigidité. Concentrez-vous sur votre respiration et la façon dont vos inspirations vous soulèvent physiquement, mentalement et émotionnellement. Concentrez-vous sur la façon dont vos expirations permettent de relâcher la tension. Respirez profondément et relâchez tout votre corps.

2. Bougez un peu les hanches latéralement pour relâcher votre dos. Déplacez votre centre de gravité vers la gauche jusqu'à ce que votre pied gauche recule légèrement. Votre corps est à présent ouvert sur votre gauche. Il y a une différence dans le fait de bouger depuis son centre de gravité et avancer le pied. Dans cet exercice nous travaillons le déplacement depuis notre centre de gravité.

3. Déplacez votre centre vers l'avant jusqu'à ce que votre pied gauche avance. Faites la même chose du côté droit. (En tai-chi, on appelle cela se décaler, l'idée étant que la meilleure façon d'esquiver une attaque est de se décaler en déplaçant son centre de gravité au lieu de bouger les bras et les jambes.)

4. Revenez au centre et prenez quelques longues et profondes respirations, en laissant vos épaules se soulever à chaque inspiration et redescendre à chaque expiration. Observez ce qui vous entoure. C'est aussi un exercice d'attention. Lorsque vous êtes centré sur vous-même, vous êtes plus attentif à ce qui se passe autour de vous.

Cet exercice rendra l'attente plus agréable et plus confortable et il améliorera votre humeur ! J'aime à penser que cet exercice est non seulement bon pour moi mais aussi pour tous ceux qui m'entourent. Les ondes positives se propagent.

ÉTIREMENTS EN VOITURE

Bien sûr, se concentrer sur votre conduite est la chose la plus importante lorsque vous êtes au volant mais voilà quelques mouvements simples que vous pouvez effectuer sans danger lorsque vous êtes assis dans une voiture garée ou coincé dans le trafic.

ROLLS CHAT-VACHE ASSIS

1. Assis, les mains sur le volant, expirez et arrondissez le bas du dos. Inspirez et creusez le bas du dos.
2. Déplacez vos côtes vers la droite et basculez vers l'intérieur pour arrondir votre dos, déplacez vos côtes vers la gauche et vers l'arrière pour creuser le dos, le tout en un mouvement continu.
3. Répétez cet exercice 3 fois vers la droite et 3 fois vers la gauche. Revenez au centre et prenez 3 grosses et profondes respirations en laissant vos épaules se soulever légèrement lorsque vous inspirez et redescendre légèrement lorsque vous expirez.

EXERCICES POUR VOYAGER ZEN

Ces exercices simples sont excellents si vous voyagez souvent pour le travail ou pendant les périodes où vous êtes en vacance et que vous avez du mal à faire du sport régulièrement. Vous pouvez tous les faire très facilement dans une petite chambre d'hôtel.

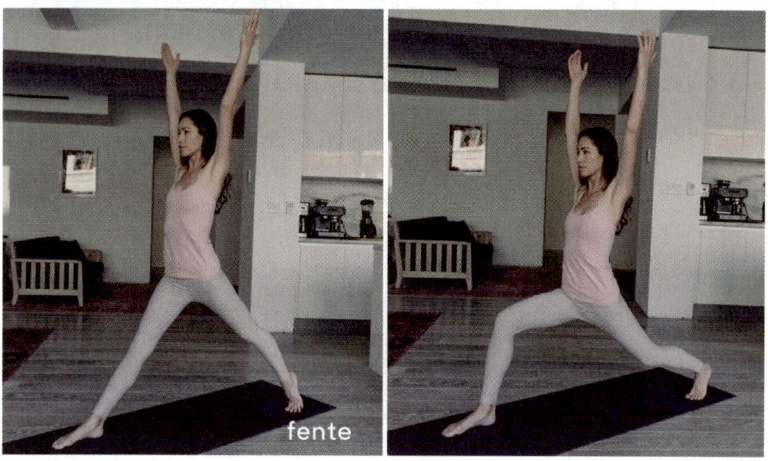

Fente :

1. Position debout. Bougez les hanches latéralement pour trouver une position confortable.
2. Déplacez le poids sur la jambe droite et faites glisser votre jambe gauche vers l'arrière en position fente. Gardez un écart de pieds suffisamment large pour garder un équilibre stable et les bras relâchés de chaque côté du corps. Expirez et descendez les hanches vers le sol en fléchissant les deux genoux en fente.
3. Inspirez et tendez doucement les deux genoux pour relever les hanches tout en levant les bras vers le plafond.
4. Expirez et redescendez en fente. À refaire 10 fois au rythme de votre respiration. Changez de côté et recommencez avec l'autre jambe devant.

Fente avec lever de genou :

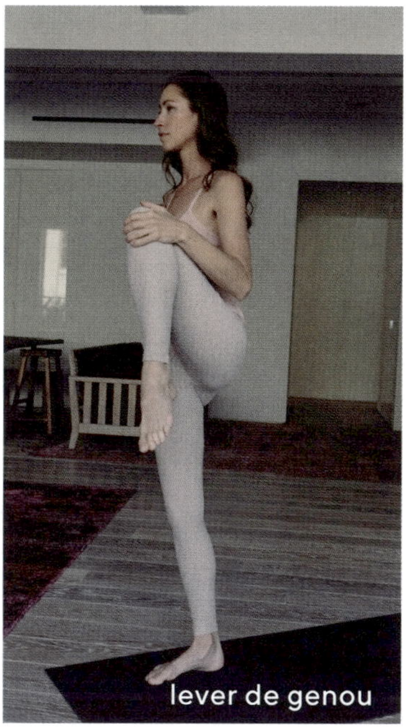
lever de genou

1. Commencez votre deuxième série de fentes mais cette fois, lorsque vous inspirez et remontez, levez le pied arrière et ramenez le genou à la poitrine.

2. Expirez en redescendant la jambe arrière levée en fente.

3. À refaire 10 fois en rythme avec votre respiration. Changez de jambe et recommencez avec l'autre jambe devant.

1. Assis sur le sol, jambes tendues devant vous. Fléchissez les genoux pour dessiner un losange avec vos jambes, plantes des pieds l'une contre l'autre, genoux sur les côtés. Inclinez-vous vers l'arrière jusqu'à ce que vos mains touchent le sol derrière vous.
2. Inspirez et laissez votre torse se soulever et se remplir d'air. Expirez en arrondissant le dos et en descendant votre torse sur vos jambes. Conservez cette position pendant 10 longues et profondes respirations en changeant de position chaque fois que vous ressentez une contracture ou une gêne.
3. Relevez le dos. Inclinez-vous sur votre hanche droite et tendez votre jambe gauche derrière vous. Votre jambe droite reste fléchie devant vous afin de vous retrouver dans la phase relâchée de la posture du pigeon. Inspirez et inclinez-vous légèrement vers l'arrière. Expirez et penchez le corps vers l'avant au-dessus de votre jambe avant. Conservez cette position pendant 10 longues et profondes respirations en changeant de position chaque fois que vous ressentez une contracture ou une gêne.
4. Relevez le dos. Inclinez-vous sur votre hanche droite et ramenez votre jambe gauche devant, plantes des pieds l'une contre l'autre. Recommencez de l'autre côté. À faire 5 fois de chaque côté.

Routines sportives : REMISE EN FORME et RÉCUPÉRATION

Dans les pages suivantes, je décris certaines routines de bien-être que vous pourrez choisir, selon ce dont votre corps a besoin et les sensations que vous voulez ressentir au quotidien. Choisissez REMISE EN FORME si vous vous sentez apathique, si vous voulez un coup de boost ou si vous pensez avoir un trop plein d'énergie que vous avez besoin de brûler. Optez pour la RÉCUPÉRATION lorsque vous vous sentez fatigué ou épuisé et que vous voulez débrancher et redescendre d'un cran. Ces routines contiennent des exercices de sport, de yoga, de marche, de respiration et de méditation. Vous pouvez les faire à n'importe quel moment de la journée.

REMISE EN FORME

Séquence yoga remise en forme

Cette routine comprend plusieurs postures de yoga enchaînées qui forment une brève séquence que vous pouvez répéter plusieurs fois pour faire le plein d'énergie. Elle se conclut sur un exercice de respiration relaxant.

GUERRIER 2

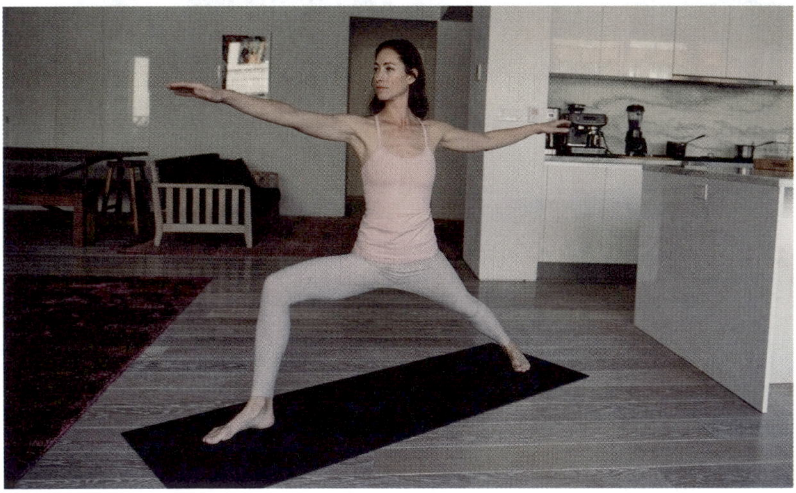

1. Debout une jambe devant, l'autre derrière. Les orteils du pied droit pointant vers l'avant, tournez légèrement les orteils du pied gauche vers l'intérieur. Inspirez et levez les bras en forme de T.

2. Expirez et descendez les hanches en fléchissant le genou au-dessus de votre cheville pour qu'il forme un angle de 90 degrés. Gardez le genou arrière légèrement fléchi.

3. Conservez cette position pendant 10 longues et profondes respirations. Laissez chaque inspiration soulever vos épaules et chaque expiration vous faire descendre un peu plus dans la position.

MONTER ET BAISSER LES HANCHES EN POSTURE GUERRIER 2

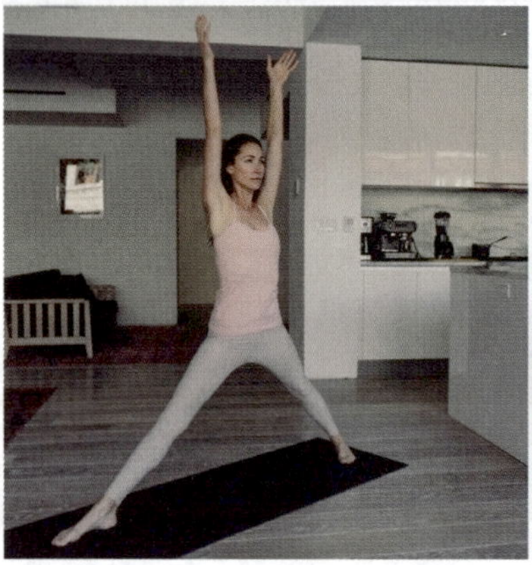

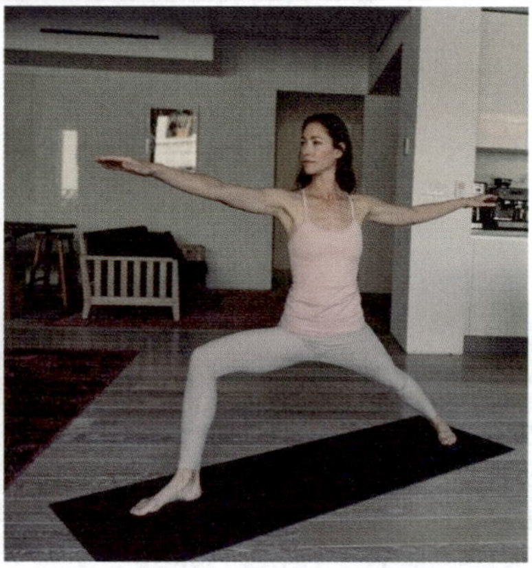

1. Inspirez et tendez les jambes en levant les bras au-dessus de la tête. Expirez et redescendez en Guerrier 2, le genou avant fléchi et les bras qui reviennent former un T.

2. Recommencez 3 fois, au rythme de votre respiration.

3. Changez de côté et recommencez en partant de la posture Guerrier 2.

GUERRIER 3 AVEC MAINS SUR LE SOL

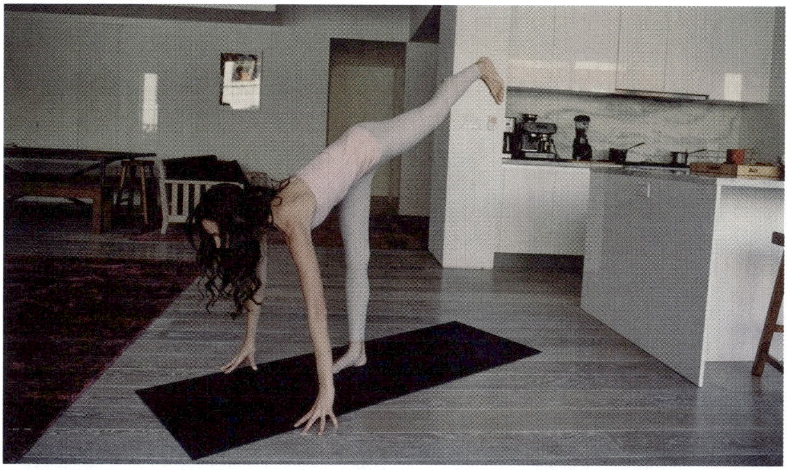

1. Debout, écart de pieds de la largeur des hanches. Fléchissez légèrement les genoux et déplacez le poids du corps sur votre jambe droite.

2. Levez la jambe gauche de façon à ce qu'elle forme un angle de 90 degrés avec votre jambe droite.

3. Posez les doigts sur le sol devant vous pour conserver l'équilibre. Conservez cette position pendant 5 longues et profondes. Faites la même chose de l'autre côté.

ROLL-UP GUERRIER 3 AVEC MAINS SUR LE SOL

1. Position de départ, Guerrier 3 avec mains sur le sol, fléchissez les genoux et arrondissez le dos. Inspirez, redressez le torse et ramenez le genou gauche sur la poitrine.

2. Expirez, inclinez le torse vers l'avant et levez la jambe gauche vers l'arrière pour revenir en Guerrier 3 en reposant les mains sur le sol pour servir de points d'appui.

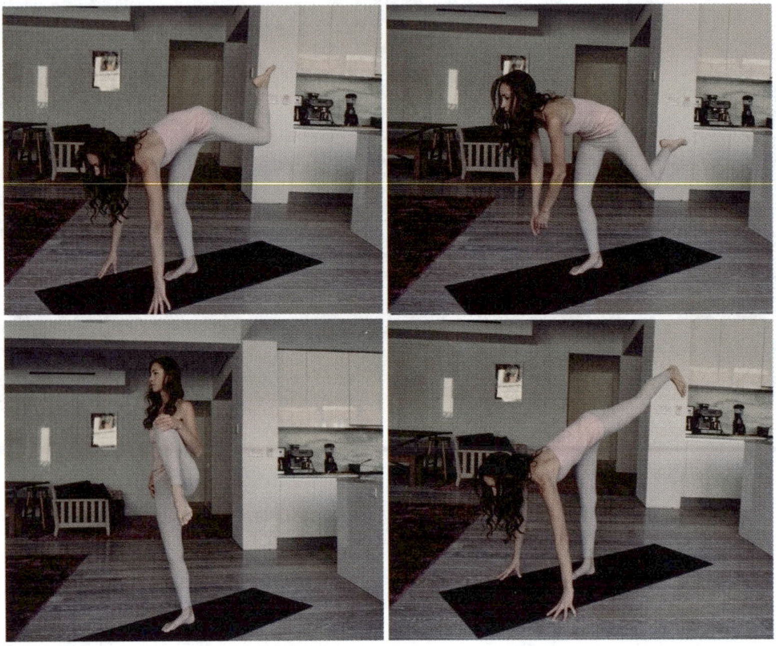

3. Inspirez et redressez de nouveau le torse en ramenant le genou gauche vers la poitrine. À faire 10 fois au rythme de votre respiration. Changez de côté et recommencez par la posture Guerrier 3 en appui.

DE LA PLANCHE À LA POSTURE DE L'ENFANT

1. Position de départ debout, posez les mains sur le sol devant vous, fléchissez les genoux et reculez les jambes en position planche. Oscillez latéralement et d'avant en arrière pour relâcher votre corps et récupérer de l'effort. Conservez cette position pendant 10 longues et profondes respirations.

2. Posez les genoux sur le sol et les hanches sur vos talons pour adopter la posture de l'enfant. Posez les bras sur les côtés. Conservez cette position pendant 5 longues et profondes respirations. À refaire 5 fois.

CHIEN TÊTE EN HAUT

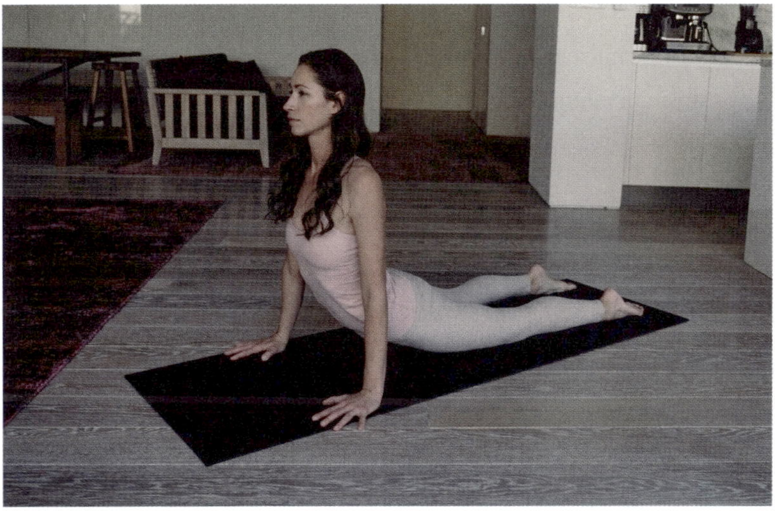

1. Position de départ en planche, fléchissez les coudes et descendez lentement le corps sur le sol. Tendez les bras derrière vous.
2. Une fois complètement allongé sur le sol, bougez un peu les hanches latéralement. Fléchissez de nouveau les coudes et posez les mains à plat sur le sol de chaque côté de votre torse.
3. Poussez sur les mains pour redresser le torse en tendant les coudes mais en gardant les hanches au sol jusqu'à atteindre une zone où vous sentez votre dos se creuser mais sans ressentir aucune douleur.

4. En prenant plusieurs longues et profondes respirations, laissez votre tête, votre cou et vos épaules se relâcher. À faire 5 fois.

EXERCICE DE RESPIRATION ASSIS POUR CONCLURE

1. Asseyez-vous dans une position confortable, sur le sol ou sur une chaise. Fermez les yeux et concentrez-vous sur votre respiration.
2. Laissez vos épaules se soulever à chaque inspiration puis laissez-les redescendre et se relâcher à chaque expiration. Conservez la position pendant 20 longues et profondes respirations.

marcher pour réveiller le chi

Pendant la journée, pour conserver votre énergie et faire circuler le sang, il faut marcher le plus possible. Faites une pause et sortez faire un peu de marche rapide pendant au moins 20 minutes à chaque sortie. Alterner course et marche est aussi un excellent exercice. Essayez de sortir marcher au réveil, pendant une pause l'après-midi aux alentours du déjeuner et parfois le soir, peut-être juste après le travail.

RÉCUPÉRATION

Séquence yoga récupération

Cette routine comprend plusieurs postures de yoga enchaînées qui forment une brève séquence que vous pouvez répéter plusieurs fois pour relâcher votre corps et récupérer lorsque vous vous sentez vidé ou fatigué. Elle se conclut par un exercice de respiration apaisant.

RESPIRATION ASSIS

1. Asseyez-vous dans la position la plus confortable pour vous. Fermez les yeux et concentrez-vous sur votre respiration. Laissez vos inspirations soulever légèrement vos épaules. Laissez vos expirations redescendre légèrement et relâcher vos épaules.

2. Changez plusieurs fois de position en passant doucement de l'une à l'autre et faites les ajustements nécessaires pour vous sentir le plus à l'aise. Repérez toutes les zones dans lesquelles vous ressentez une gêne ou de la tension. Essayez de faire disparaître ces zones d'inconfort, par exemple en vous inclinant vers l'avant pour éliminer les tensions dans le bas du dos ou reculez les mains derrière vous pour ouvrir les épaules et le torse. Respirez profondément dans ses positions et notez le moindre changement.

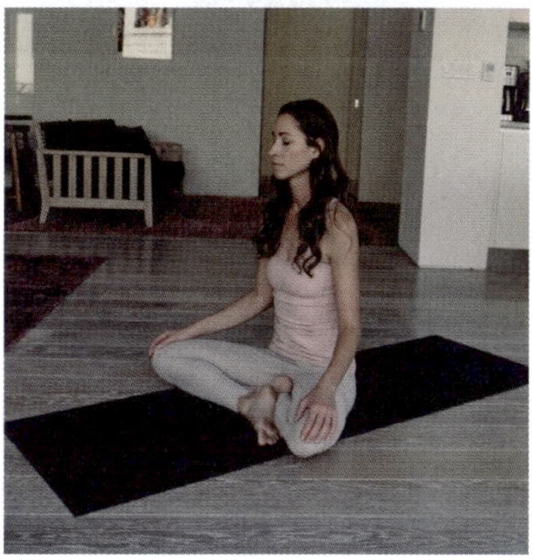

3. Revenez doucement au centre. Conservez cette position pendant 5 minutes ou 5 séries de 10 longues et profondes respirations.

ÉTIREMENT UNE JAMBE ÉCARTÉE

1. Position de départ assis jambes croisées, inclinez-vous sur la gauche et tendez la jambe droite sur le côté.

2. Inclinez-vous sur la droite et posez l'avant-bras droit sur le sol devant votre jambe droite pour servir de point d'appui. Changez plusieurs fois de position en vous concentrant sur toutes les zones où vous ressentez une gêne ou de la tension.

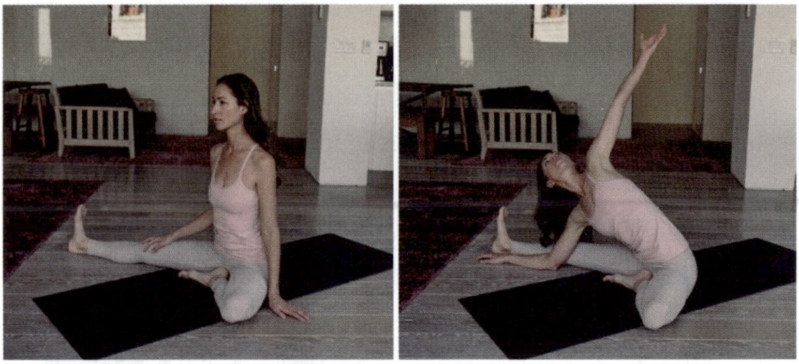

3. Tendez le bras gauche au-dessus de la tête en direction de votre pied droit. La sensation d'étirement doit être agréable. Conservez cette position pendant 5 longues et profondes respirations. Redressez-vous et faites la même chose de l'autre côté.

ÉTIREMENT JAMBES ÉCARTÉES

1. Écartez les deux jambes dans une position confortable. Inclinez-vous vers l'arrière et posez les mains sur le sol comme points d'appui.

2. Inspirez en remplissant vos poumons et en ouvrant le torse vers le plafond. Expirez, arrondissez le dos et rapprochez le torse du sol en posant les avant-bras sur le sol devant vous.

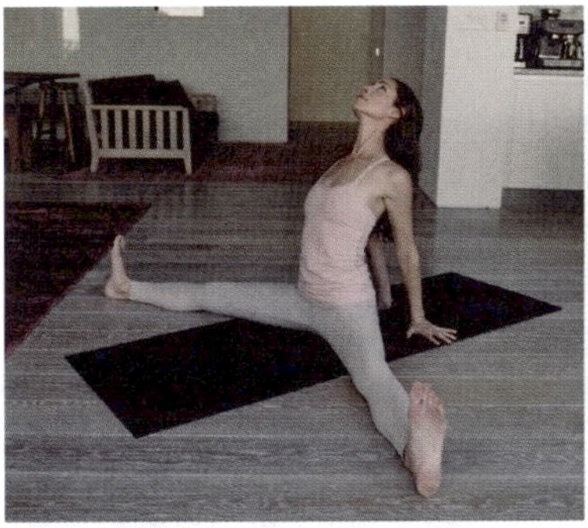
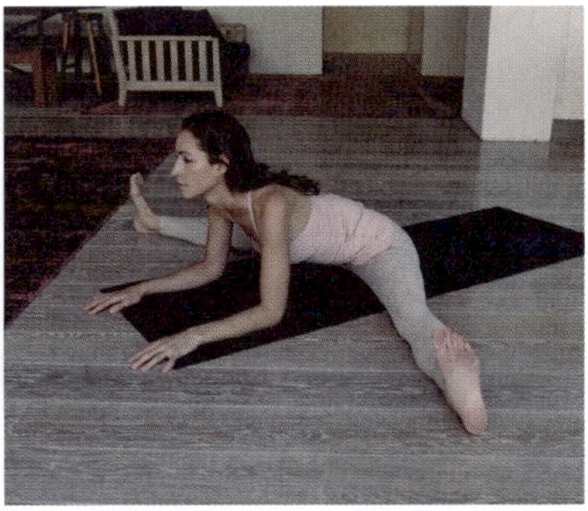

3. Sur les avant-bras, avancez le torse vers la droite puis vers la gauche, à la recherche de zones d'inconfort et qui ont besoin d'attention. Conservez cette position pendant 10 longues et profondes respirations puis relevez doucement le torse.

RELAXATION JAMBES EN AVANT

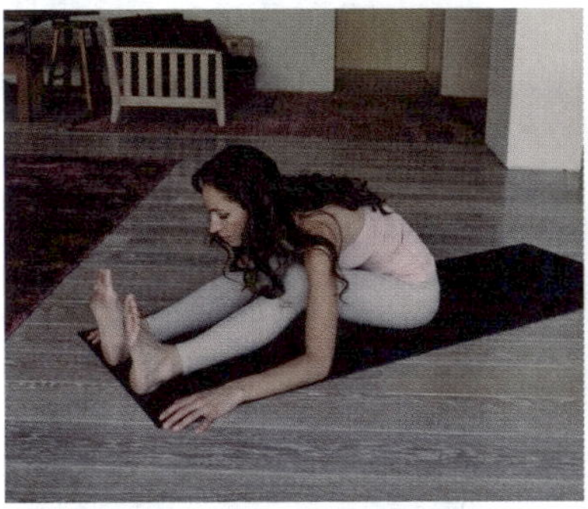
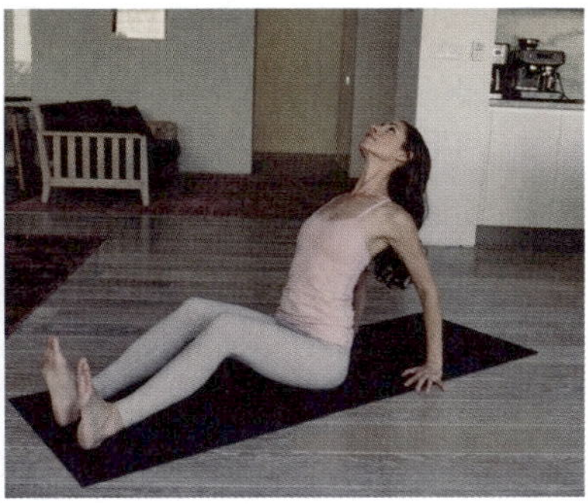

1. Tendez les jambes devant vous, en gardant les genoux légèrement fléchis. Inclinez-vous en arrière et posez les mains derrière vous en points d'appui.

2. Inspirez et relevez le torse. Expirez et inclinez-vous vers l'avant et posez le torse, la tête et le cou sur vos jambes. Laissez votre corps osciller latéralement pour repérer les zones d'inconfort qui réclament votre attention.
3. Conservez cette position pendant 10 longues et profondes respirations. Redressez doucement le torse. À faire 5 fois.

TORSION ALLONGÉE

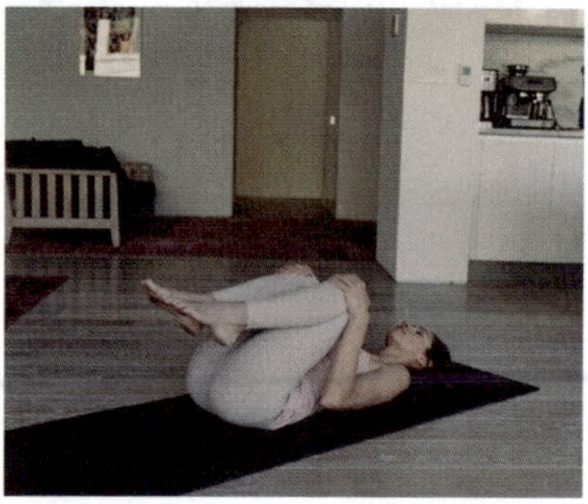

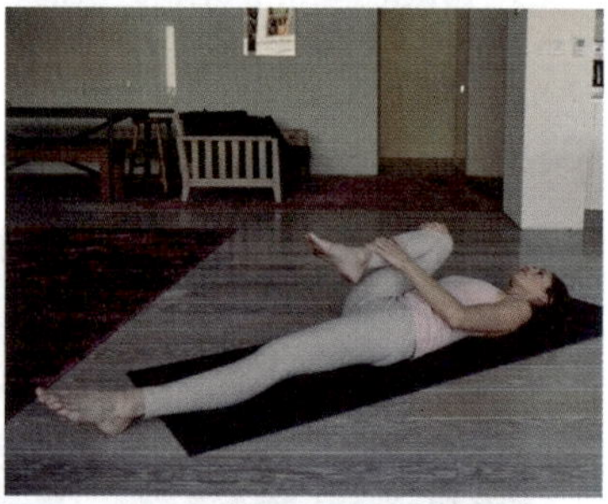

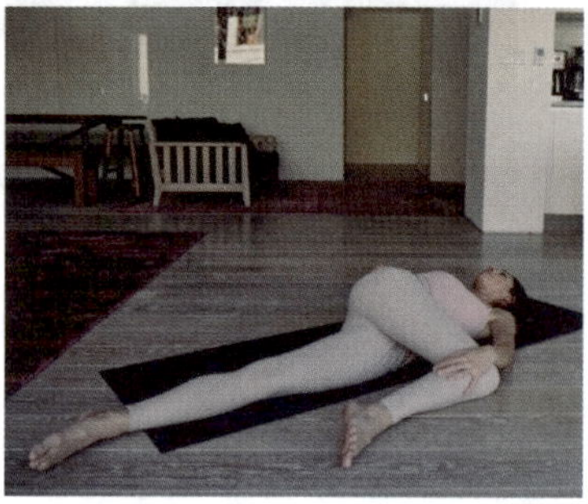

1. Allongé sur le dos, prenez quelques longues et profondes respirations dans cette position pour être à l'écoute de votre corps. Ramenez les genoux à la poitrine. Oscillez légèrement de gauche à droite.
2. Laissez le poids de vos genoux les entraîner vers la droite jusqu'à ce qu'ils touchent le sol. Écartez les bras en forme de T et regardez le plafond ou par-dessus votre épaule gauche, vous ne devez ressentir aucun tiraillement.
3. Conservez cette position pendant 10 longues et profondes respirations. Recommencez de l'autre côté. À faire 5 fois de chaque côté.

1. Allongé à plat sur le dos, bras relâchés le long du corps. Prenez quelques longues et profondes respirations en inspirant par le nez et en expirant par la bouche.

2. Conservez cette position pendant 5 minutes ou 5 séries de 10 longues et profondes respirations. Lorsque vous êtes prêt, relevez-vous lentement en position debout.

promenade méditative pour récupérer

Sortez marcher lentement pour réfléchir. Essayez de ne pas avoir de plan ou de destination. Laissez votre téléphone chez vous et laissez votre esprit se focaliser sur votre respiration. Arrêtez-vous et restez immobile ou asseyez-vous sur le sol pour vous isoler et réfléchir. Essayez de faire une promenade d'au moins 20 minutes, au réveil, à un moment à la mi-journée et le soir.

Un grand bol d'air frais

L'art de la guérison vient de la nature, pas du médecin.

— Paracelse

À un moment ou à un autre, nous avons tous ressenti le pouvoir thérapeutique de sortir pour une balade dans les bois ou sur la plage ou simplement en regardant le soleil se coucher. Mais pris dans la frénésie de nos vies quotidiennes, nous oublions que cette clef pour se sentir mieux, être plus en phase et moins stressé, se trouve juste devant notre porte. Plusieurs études ont montré que l'exposition aux grands espaces verts réduit le risque de contracter des maladies mortelles, notamment les pathologies cardio-vasculaires, le diabète de type 2 et l'hypertension artérielle. Culturellement, des tendances reviennent enfin au goût du jour, comme le bain de forêt, la prescription par les médecins de passer du temps dans des parcs et dans la nature, et davantage d'espaces verts dans nos ensembles urbains. En plus de poser nos téléphones pour mieux gérer notre temps devant les écrans, nous devons sortir au grand air pour vraiment nous ressourcer.

À CHAQUE SAISON SON SPORT

Comme la météo et la nature changent à chaque saison, nous devons changer notre façon de faire du sport et de bouger nos corps. En hiver, détendez-vous, reposez-vous, récupérez et appréciez ce que l'année passée a apporté à votre vie. Le printemps est une occasion de renaître, de vous réinventer, de sortir de votre coquille et d'explorer. En été, profitez du soleil et détendez-vous, appréciez les moments au grand air, savourez l'énergie des longues journées, jouez jusqu'à ce que vous ayez besoin de vous reposer et recommencez à jouer. En automne, retrouvez votre concentration grâce à l'air vivifiant de cette saison et créez une nouvelle routine inédite et efficace qui répond à vos objectifs.

Prenez un moment pour réfléchir sur la saison en cours. Quels sont vos objectifs personnels et comment pouvez-vous utiliser la saison pour vous aider les atteindre ? Quelle sensation vous procure l'air extérieur et comment la météo de cette saison vous affecte ? Quelle est l'humeur générale ou l'énergie que vous sentez de la nature et des personnes à cette période de l'année ? Comment pouvez-vous être davantage en phase avec la saison actuelle ?

Promenades hivernales revigorantes

La plupart d'entre nous ont tendance à rester dedans en hiver et à passer d'un intérieur au suivant pour fuir le froid. Mais nous pouvons utiliser le froid pour nous revigorer et instaurer une relation complètement différente avec l'hiver en nous emmitouflant pour sortir faire une balade agréable.

1. Habillez-vous chaudement avec plusieurs couches de vêtements et emportez une petite couverture ou une serviette (que vous n'avez pas peur de salir un peu) avec vous. Concentrez-vous sur votre respiration en marchant et sentez l'air froid qui entre et sort de vos poumons.
2. Marchez jusqu'à un endroit où vous pouvez vous asseoir confortablement pendant quelques minutes – cela peut être un banc ou à même le sol. Asseyez-vous sur la couverture que vous avez emportée si vous optez pour le sol.
3. Asseyez-vous, fermez les yeux et faites attention à vos sensations. Laissez l'air froid vous revigorer. Accueillez-le comme quelque chose de nourrissant et non pas comme quelque chose à éviter. Restez ainsi pendant 10 longues et profondes respirations. Faites quelques petits étirements latéraux et laissez votre corps être revigoré par l'air.
4. Lorsque vous êtes prêt, relevez-vous doucement et prenez une position confortable. Relâchez les bras le long du corps et faites un réveil tai-chi matinal (cf. page 212) pour réveiller votre chi.

Continuez de remuer les bras pendant 5 longues et profondes respirations puis retrouvez une position calme et immobile. Observez vos sensations. Rentrez lorsque vous êtes prêt.

Routine de renaissance printanière

Voilà une simple routine de printemps pour accroître votre énergie et faire circuler le sang. Sortez au grand air pour faire cette routine, dans votre cour ou dans un parc à côté de chez vous. Ces exercices doivent être effectués à la suite d'un côté puis répétés de l'autre.

RELEVER LES HANCHES EN POSTURE GUERRIER 1

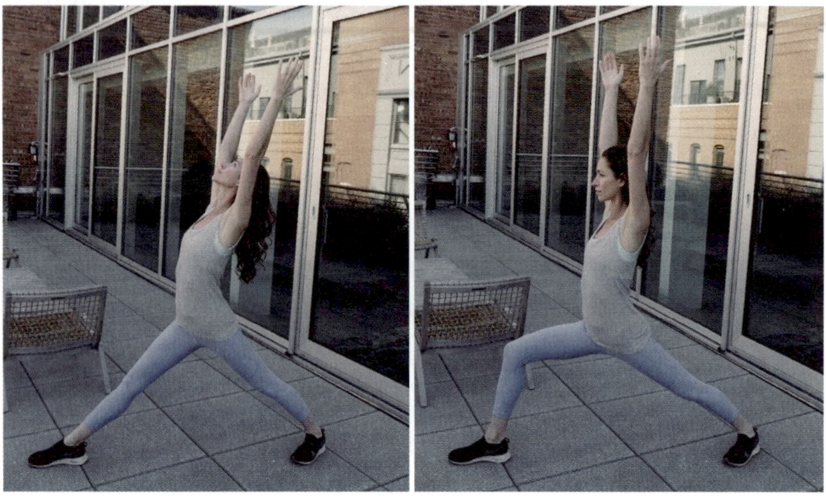

1. Debout, écart des pieds de la largeur des hanches. Répartissez votre poids sur la jambe droite et reculez la jambe gauche.
2. Orteils du pied droit pointant vers l'avant, tournez les orteils du pied gauche à 45 degrés tout en gardant les hanches perpendiculaires.

3. Inspirez et tendez les bras au-dessus de la tête en relevant les hanches pour tendre les jambes.

4. Expirez et descendez les hanches en fléchissant le genou avant. À faire 4 fois de plus de ce côté.

FENTE BASSE AVEC TORSION

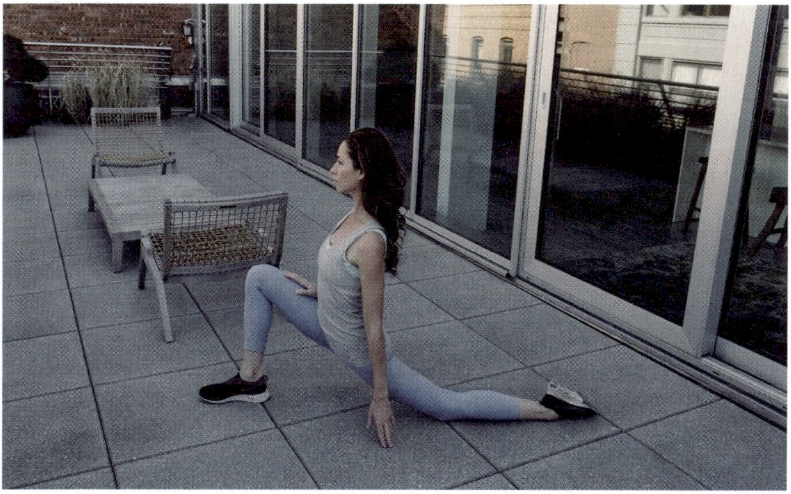

1. Position de départ debout, posez les mains sur le sol en fléchissant légèrement les genoux. Répartissez le poids sur la jambe droite et reculez la jambe gauche en fente basse. Descendez lentement le genou gauche sur le sol.

2. Inspirez, redressez le torse et creusez légèrement le dos.

3. Expirez et tournez le torse vers la gauche en posant la main gauche sur votre genou droit et la main droite sur votre jambe arrière.

4. Tournez le torse vers la droite pour revenir en fente basse et changez lentement de côté. À faire deux fois de chaque côté.

ROLL-UPS EN POSTURE GUERRIER 3

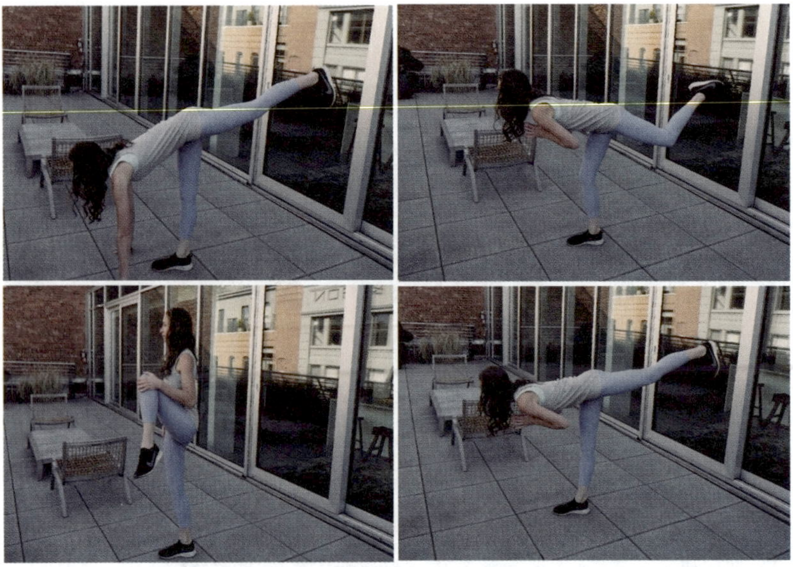

1. Position de départ debout, posez les mains sur le sol devant vous, relevez légèrement les hanches, répartissez votre poids sur la jambe droite et levez la jambe gauche vers l'arrière parallèle au sol. Gardez les mains sur le sol devant vous pour vous servir de point d'appui.

2. Fléchissez les deux genoux, inspirez et revenez en position debout en ramenant le genou gauche à la poitrine. Expirez et redescendez en posant les mains sur le sol devant vous et en levant la jambe gauche derrière vous, parallèle au sol.

3. À refaire encore 9 fois de ce côté. Revenez en position debout et recommencez l'ensemble de la routine renaissance printanière sur l'autre côté en commençant par « Relevez les hanches en posture Guerrier 1 ».

Routines pour se prélasser en été

Voilà une excellente routine pour relâcher le corps qui est parfaite pour les chaudes journées d'été. Elle permet de détendre l'ensemble du corps et vous aidera à relâcher le dos et à faire disparaître les tensions au niveau du dos.

SE DÉROUILLER LE DOS

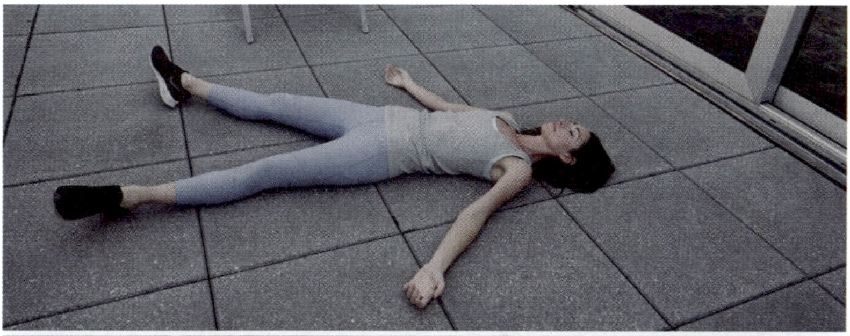

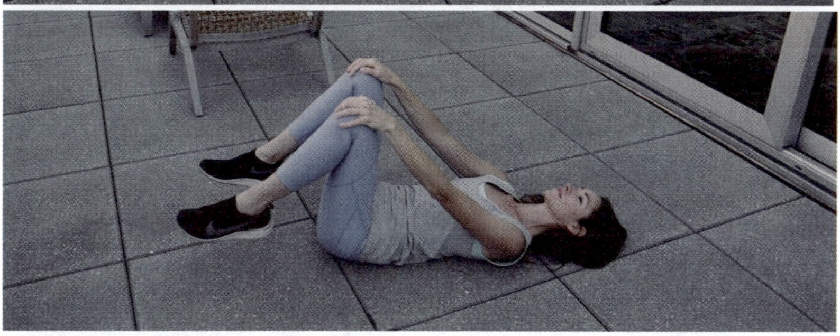

1. Allongé sur le dos sur une surface confortable, ramenez les genoux au niveau de la poitrine et posez les mains sur les genoux. Laissez le poids de vos jambes les entraîner vers l'avant.
2. Vous devez ressentir un léger étirement du haut de la tête jusqu'au coccyx. Prenez 3 longues et profondes respirations.

TORSION FACILE

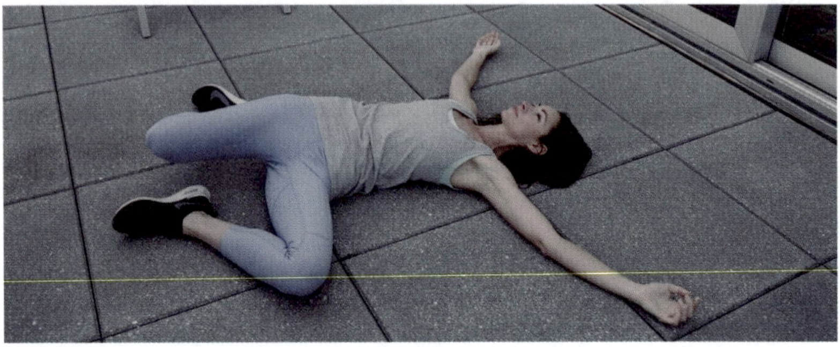

1. Allongé sur le dos, genoux ramenés au niveau de la poitrine, mains sur les genoux. Bougez un peu latéralement pour relâcher votre dos.
2. Relâchez les genoux vers la droite jusqu'à ce que votre genou droit touche le sol. Écartez les bras en forme de T. Prenez 10 longues et profondes respirations dans cette position.
3. Ramenez les genoux au centre et faites la même chose sur le côté gauche. Revenez au centre.

PONT

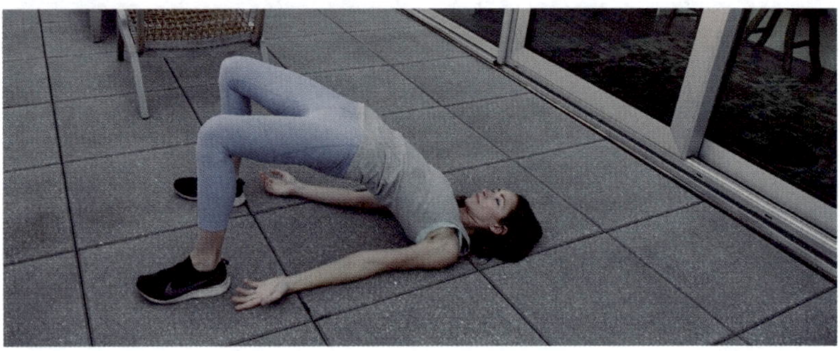

1. Allongé sur le dos, genoux pliés confortablement et bras tendus le long du corps avec les doigts qui touchent juste vos talons.

2. Poussez sur les talons et soulevez les hanches pour creuser le dos. Conservez cette position pendant 5 longues et profondes respirations puis redescendez lentement en position de départ.

3. Récupérez pendant 3 longues et profondes respirations et recommencez deux fois.

BAINS DE NATURE

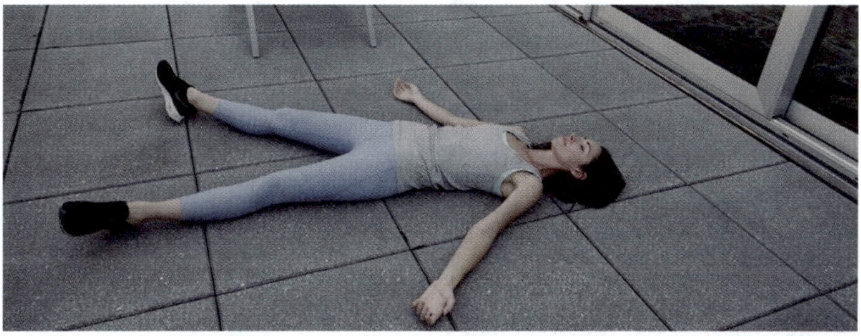

1. Allongez-vous sur le dos et relâchez-vous, jambes tendues devant vous et bras le long du corps ou mains sur le ventre si c'est plus confortable pour vous.

2. Conservez cette position pendant environ 3 minutes en observant la nature qui vous entoure. Observez la sensation de l'air, tous les bruits que vous entendez et tout ce que vous voyez. Regardez les nuages se déplacer et notez vos sensations.

L'air vivifiant de l'automne

C'est une excellente routine pour capturer l'énergie tonifiante de l'automne. Utilisez cette routine pour vous reconcentrer et vous aligner avec vos objectifs.

BALANCIERS DEBOUT

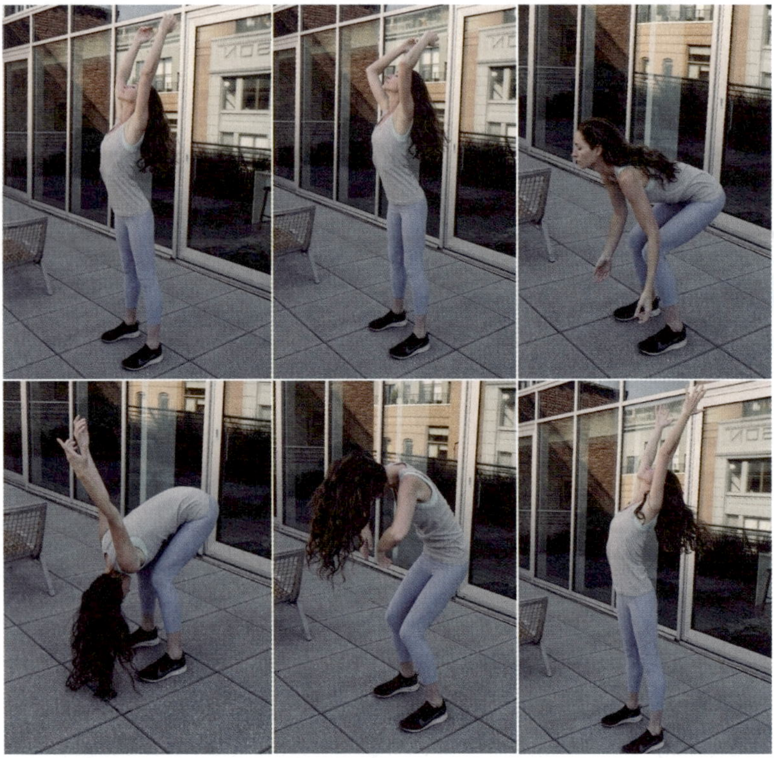

1. Debout, écart de pieds de la largeur de vos hanches, bras le long du corps. Fléchissez légèrement les genoux. Inspirez et relevez les bras devant vous au-dessus de votre tête.

2. Expirez et redescendez lentement les bras tout en gardant les genoux relâchés.

3. Répétez ce mouvement de balancier 10 fois. À la dixième répétition, retenez votre respiration et gardez les bras en position haute et comptez lentement jusqu'à 5. Expirez, redescendez et relâchez les bras. Regagnez votre posture initiale et prenez quelques longues et profondes respirations.

ÉTIREMENT ARC-EN-CIEL

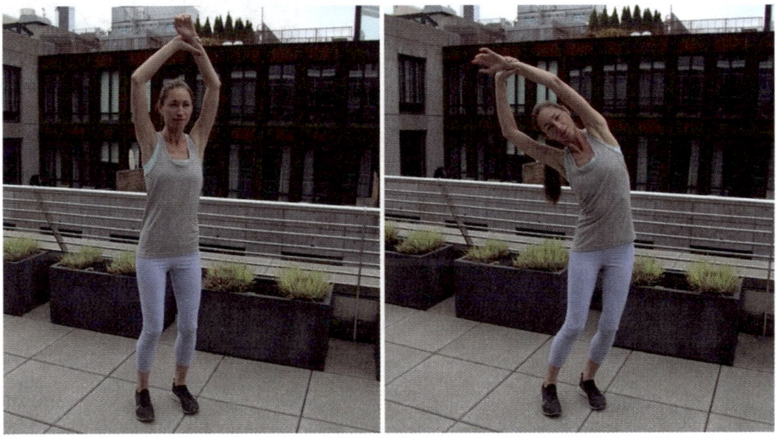

1. Position debout. Pliez légèrement les genoux. Prenez une grande inspiration et tendez les bras au-dessus de votre tête.

2. Attrapez votre poignet droit avec votre main gauche en expirant. Inspirez et tirez vers la gauche comme un arc-en-ciel. Conservez cette position pendant quelques longues et profondes respirations.

3. Regagnez le centre et faites la même chose vers la droite.

LEVER DE GENOU

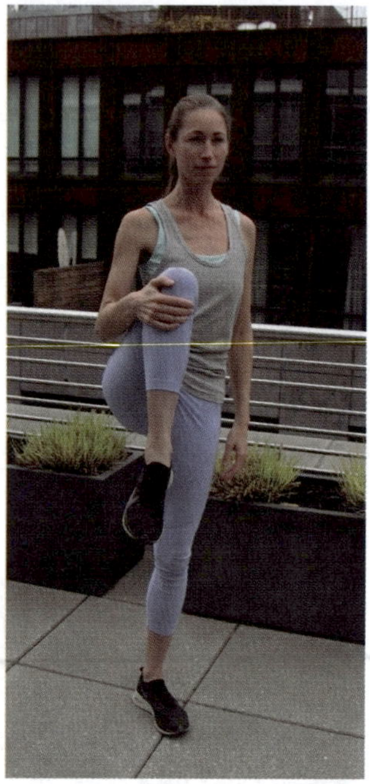

1. Position debout. Déplacez le poids de votre corps sur votre jambe gauche. Prenez une grande inspiration et ramenez le genou droit à la poitrine.
2. Expirez et reposez le pied sur le sol puis déplacez le poids de votre corps sur la jambe droite. Inspirez et ramenez le genou gauche à la poitrine. Expirez et reposez le pied sur le sol.
3. Répétez ce mouvement 10 fois de chaque côté. Si vous voulez un peu plus d'action, remontez les genoux en faisant un bond au lieu de les ramener lentement vers la poitrine.

Quelques exemples à suivre

MIKE TAYLOR

Cofondateur de Strala Yoga, il nous explique comment traduire l'efficacité de mouvement en mode de vie

J'ai rencontré Mike, mon mari et associé, à une retraite yoga et j'ai été séduite par sa façon de bouger. Non seulement il pouvait faire toutes sortes de mouvements de yoga d'une difficulté de dingue, mais il les

Notez-le dans votre journal :

objectifs pour se sentir bien dans son corps

Il est temps de reprendre les questions que vous vous êtes posées au début de la semaine 4 et d'évaluer les progrès que vous avez faits. Inscrivez vos réponses et comparez-les à celles que vous aviez notées précédemment.

- Combien de fois cette semaine avez-vous effectué une séance de sport structurée, un cours de yoga, une randonnée ou une séance de sport ? À partir de maintenant, combien de fois par semaine aimeriez-vous idéalement pouvoir faire du sport ?

- Pendant vos séances de sport cette semaine, que s'est-il passé dans votre esprit ? Avez-vous apporté du stress mental et des pensées négatives dans votre séance de sport ?

- Quels nouveaux types de sports avez-vous pratiqué cette semaine ? Lesquels seriez-vous disposé à inclure dans votre routine à long terme ?

- Pendant cette dernière semaine, avez-vous eu tendance à rester en mouvement tout au long de la journée ou êtes-vous resté sédentaire pendant l'essentiel de votre journée ?

- Avez-vous trouvé de nouvelles occasions de bouger davantage pendant cette semaine ? Avez-vous pris l'escalier au lieu de l'ascenseur ? Avez-vous quitté votre poste au travail plus souvent pour aller faire une promenade ? Avez-vous fait quelques planches et quelques étirements pendant vos moments d'inactivité ? Si tel est le cas, quelles sensations cela vous a-t-il procurées ?

Selon vos nouvelles réponses à ces questions, quels sont les changements que vous aimeriez effectuer dans votre approche du sport et de votre façon de vous mouvoir ?

faisait avec une telle facilité – rien n'était forcé. Mike et moi venons de deux mondes très différents. J'ai grandi dans une ferme et lui était premier de sa classe à Exeter, Harvard et Oxford. Il a étudié la médecine holistique à Harvard et la médecine complémentaire à Oxford. Il est spécialiste en arts martiaux et guérisseurs d'Asie orientale. Mais nous avons le yoga en commun et nous le pratiquons pour les mêmes raisons : symbiose, communauté et bien-être. Nous en percevons également les mêmes travers : dogme, abus et rigidité. Nous avons fondé une entreprise et bâti ensemble tout un univers qui s'appuie sur notre approche commune et notre vision de ces pratiques.

Lorsque nous nous sommes rencontrés, tu dirigeais une *start-up* et tu pratiquais le yoga come un hobby. Comment a évolué ton approche du *self-care* et du sport depuis ? Quels conseils donnerais-tu à celles et ceux qui passent beaucoup de temps dans un bureau et veulent se mouvoir de façon efficace ?

Lorsque j'étais plus jeune, des pratiques comme le yoga étaient un hobby pour moi, des activités bien distinctes des autres parties de ma vie. Aujourd'hui, elles sont le plat principal. Pas parce que je fais du yoga ou du tai-chi tout le temps ; il y a trop de choses à faire dans la vie. Aujourd'hui, je me concentre moins sur la forme et davantage sur le fond. Je n'ai pas besoin de faire une pose de yoga pour faire du yoga ou d'attendre ma séance de yoga pour me sentir mieux. J'essaie toujours de pratiquer d'une certaine manière, dans ma façon de m'asseoir, de me tenir debout, de marcher, de courir, de monter les escaliers ou de m'adresser à mes interlocuteurs pendant une réunion.

C'est quelque chose que l'on doit toujours avoir en tête si on passe beaucoup d'heures dans un bureau, dans une voiture ou chez nous avec nos enfants. Où que l'on soit, on peut toujours pratiquer trois choses : souplesse, symbiose et harmonie.

Comment trouves-tu le temps pour faire du sport pendant la journée tout en menant de front la charge de travail que représentent la direction de Strala, les cours, les déplacements professionnels et le fait d'être père ?

Nous sommes tous occupés. Et c'est merveilleux de pouvoir trouver une heure, ou même juste 5 minutes, pour pratiquer quelque part. Mais encore plus important, je pense que c'est mieux lorsque cette pratique n'est pas limitée à des endroits ou à des moments précis. Il est très difficile de défaire en quelques minutes ce que nous nous faisons tout au long de la journée. Et c'est donc ce que nous faisons tout au long de la journée qui compte le plus.

Tous les soirs, je mets Daisy au lit et nous commençons par marcher un peu dans la chambre en chantant quelques chansons. Souvent, c'est là que je fais le plus de tai-chi, en bougeant tout mon corps depuis mon ventre, en transférant le poids du corps sur une jambe puis sur l'autre, en avançant, en reculant, en marchant latéralement. Et c'est exactement tous les mouvements que je ferai dans une séance de tai-chi avec quelqu'un d'autre.

Et tout au long de la journée, on peut toujours trouver un ou deux moments pour faire quelques lift-ups qui sont beaucoup plus amusants que les pompes. Le secret, c'est de soulever le bassin depuis notre centre au lieu de se contenter de pousser avec les épaules et les bras et aussi d'ajouter une légère oscillation latérale afin que ce ne soit pas un simple déplacement vertical linéaire.

On peut toujours trouver quelques occasions de bouger notre corps pendant notre journée, peu importe ce que cette dernière nous réserve. C'est quelque chose de très spécial et de très précieux. Cela nous permet de contrôler le déroulement de notre journée.

Quelle routine simple pouvons-nous faire tous les jours pour nous mouvoir de façon plus efficace et nous sentir mieux ?

Respirer. Mais pas comme quelque chose de distinct de nous. Respirer profondément en étant en phase avec l'ensemble de notre corps, de façon à ce que notre respiration guide nos mouvements. Et bouger, non pas comme un ensemble d'éléments distincts les uns des autres et contrôlés séparément. Bouger comme une entité, guidée presque entièrement, disons les 90 premiers pour cent, par notre centre de gravité.

JOE DOWDELL, PRÉPARATEUR PHYSIQUE

Il nous explique l'importance d'avoir une bonne alimentation, de bien dormir et de faire des séances que vous aimez

Joe Dowdell est un préparateur physique qui possède son propre club de gym, Peak Performance, à New York. Il est le premier à m'avoir engagé pour enseigner le yoga dans sa salle à son personnel. Je lui en ai toujours été incroyablement reconnaissante de m'avoir donné cette première opportunité et pour son amitié et ses conseils depuis. Je suis honorée de partager certains d'entre eux avec vous.

Quelle est la chose la plus importante que nous pouvons faire pour rester en forme physiquement et équilibré ?

Avant toute chose, la chose la plus importante que vous pouvez faire c'est d'avoir une bonne nuit de sommeil (6 à 8 heures). Le sommeil plante le décor pour la performance, au travail, à la salle, à la salle de yoga ou dans vos activités quotidiennes en permettant à votre corps et à votre cerveau de bien fonctionner. Le sommeil peut aussi impacter vos hormones, notamment celles qui contrôlent la régulation de l'appétit, la ghréline et la leptine. La ghréline augmente l'appétit tandis que la leptine le réduit. Quand vous manquez de sommeil, la production de ghréline augmente et celle de la leptine diminue, ce qui ouvre la porte aux mauvais choix alimentaires.

Ce qui me conduit à la deuxième chose la plus importante que vous pouvez faire et c'est de correctement alimenter votre corps avec des aliments riches en nutriment, surtout des sources de protéine maigre, des légumes contenant des fibres et des fruits et quelques bonnes graisses. Et boire beaucoup d'eau (15 à 30 ml d'eau par livre de poids de corps par jour, selon votre niveau d'activité).

Enfin, vous devez essayer de faire une sorte d'activité physique tous les jours, que ce soit une séance structurée, d'intensité modérée à élevée, une promenade le matin ou le soir voire même une activité physique que l'on n'associe pas à du sport, comme du jardinage.

Quelle est ta routine personnelle pour rester en forme ?

En semaine, je me lève à cinq ou six heures, selon le nombre de clients à mon planning. Je commence par boire un café avant d'allumer mon ordinateur pour répondre aux emails et ensuite prendre connaissance des infos. Ensuite je nourris et je sors mon chien et je prends un petit déjeuner avant de prendre la direction du studio pour entraîner mes clients de la matinée. Une fois mes séances du matin terminées, je fais en général ma séance personnelle qui, selon le jour, sera une séance de musculation ou une séance de boxe ou de kickboxing. Je m'entraîne en général six jours par semaine et parfois, lorsque je me sens vraiment bien, je peux ajouter une seconde séance (une séance de cardio) le même jour.

À l'heure du déjeuner, je rentre chez moi pour nourrir et sortir mon chien, déjeuner et travailler devant l'ordinateur avant de retourner à la salle pour entraîner les clients de l'après-midi. Lorsque j'en ai terminé avec mes clients, je rentre à la maison pour travailler sur d'autres projets puis je cuisine ou je sors manger un morceau avec des amis. Enfin, je me détends, en général en regardant du sport ou un film avant de sortir mon chien une dernière fois et je me couche en général vers 22 h30.

Devons-nous varier nos séances avec les saisons et comment ?

Le changement de saison peut offrir des opportunités uniques d'ajouter certaines choses à notre routine, comme sortir courir, faire une randonnée, surfer, skier, etc. Pouvoir sortir est toujours un bonus pour faire du sport parce que le soleil, l'air frais et même le changement de décor, peuvent être de puissants stimuli positifs pour le cerveau et le corps.

Comment savoir quelles sont les meilleures séances pour nous et comment pouvons-nous créer le programme le plus bénéfique pour nous ?

Au bout du compte, je reste persuadé que la meilleure séance sera toujours celle que l'on aime et que l'on veut faire régulièrement. Et franchement, c'est la même chose pour l'alimentation. Je peux donner à un client un programme d'entraînement vraiment bien conçu et demander à mes nutritionnistes de leur donner un programme d'alimentation extraordinaire mais s'il ne veut pas le suivre parce qu'il ne l'aime pas ou le trouve trop difficile à suivre, il n'obtiendra pas les résultats qu'il recherche. La régularité est vraiment très importante pour le succès à long terme, et selon mon expérience, si quelqu'un n'aime pas telle séance ou tel programme d'alimentation, il finira par abandonner. En revanche, s'il l'aime vraiment ou la trouve facile à intégrer dans sa vie, il sera beaucoup plus régulier.

une vie saine pour la vie

vivre bien

Le véritable bien-être est beaucoup plus simple à atteindre que nous voulons le croire. Notez bien que je n'ai pas écrit facile mais simple. Le bien-être se résume à intégrer certaines habitudes dans sa routine quotidienne et à adopter la sagesse ancestrale qui se trouve déjà en vous ! Au lieu de prendre quelque chose qui vous aidera à dormir, examinez les raisons pour lesquelles vous dormez mal. Au lieu de collectionner des pantalons de yoga à ne plus pouvoir fermer vos tiroirs, trouvez le yoga en vous. Au lieu d'avaler de la *junk food* ou de surfer sur les réseaux sociaux lorsque vous vous ennuyez, faites l'effort de vous tourner vers un tiers et de vous ressourcer. Vous devez apprendre à soustraire au lieu d'ajouter. Nous avons besoin de lever le pied pour être attentif aux idées qui nous traversent l'esprit et à nos véritables intentions et être à l'écoute de nos corps et de nos esprits. Sans introspection, l'orgie de jus de légumes et séances de fitness ne suffira pas.

Une fois, je marchais dans les rues de New York quand une femme a attiré mon attention. Elle portait des vêtements de sport et elle avait, sur l'épaule, un sac cabas portant le nom du cours de fitness auquel elle venait d'assister. Elle avalait un smoothie, assise sur le rebord d'une poubelle. Quinze secondes plus tard, elle jetait l'emballage de sa boisson avant de se précipiter je ne sais où. Je ne la prends pas en exemple pour la stigmatiser – nous l'avons tous fait ! Nous avons tous eu ce genre de comportement, d'une façon ou d'une autre. Nous pensons que le bien-être consiste à nous pousser davantage et à toujours en faire plus. C'est une idée que je veux combattre. Je pense que nous désoccuper pourrait être l'acte de rébellion du bien-être le plus difficile et le plus efficace. Nous devons utiliser notre autodiscipline pour simplifier nos vies.

Vous voilà à la fin de votre *Détox corps et esprit* de 28 jours. Prenez un moment pour vous féliciter. Le simple fait de relever ce défi et de ne pas lâcher pendant 28 jours, même s'il vous est arrivé, de temps à autre, de vous écarter du chemin, est un énorme exploit. Vous avez pris la décision de changer et vous ne vous en rendez peut-être pas encore compte mais vous êtes déjà en train de mener une vie qui est le reflet de vos nouvelles habitudes. Le secret tient dans la simplicité de ces activités, ce qui vous permet de les inclure dans votre journée et, le plus important, de les adapter et de les tailler à vos mesures. Vous n'avez pas besoin de vous torturer, de vous priver ou de multiplier les séances de sport pour voir des résultats. Vous avez besoin de lever le pied, de simplifier votre vie et de laisser émerger le véritable vous grâce à ces routines. En d'autres termes, mener une vie saine jusqu'à la fin de vos jours.

Routines quotidiennes de bien-être

Votre cure de détox est terminée et, je l'espère, vous ressentez une énergie fantastique. Mais nous voulons que cette sensation perdure ! Nous allons trouver un moyen d'y parvenir ensemble grâce à quelques exemples de routines de bien-être quotidiennes que vous pouvez commencer à suivre dès que votre détox de 28 jours est terminée. Ces routines ne sont que des exemples de ce que vous pourriez faire. N'hésitez pas à les modifier pour les adapter à vos besoins et à votre emploi du temps ou à créer vos propres combinaisons à partir des routines décrites dans ce livre.

J'ai réparti ces exemples de routines en deux catégories, « Semaine » et « Week-end », parce que la plupart d'entre nous ont des rythmes très différents pendant ces deux périodes. Les jours de semaine correspondent à vos journées les plus chargées et les moins modifiables, même si cela ne correspond pas à la plage lundi-vendredi pour vous – ce n'est pas toujours le cas pour moi. Les jours de week-end correspondent aux journées dans lesquelles vous disposez de davantage de temps libre et de temps d'inactivité même si ces jours ne correspondent pas forcément au samedi et au dimanche dans votre emploi du temps. J'ai également proposé deux options pour chaque jour de semaine et de week-end, « Remise en forme » et « Récupération ». Vous choisirez l'option que vous voudrez en fonction de votre niveau d'énergie, selon que vous vous sentez en pleine forme ou que vous êtes en train de lutter contre le rhume, et de votre envie, selon que vous avez besoin d'un coup de boost ou d'un peu de détente. Si votre vie ne suit pas que le cadre de la semaine traditionnelle, 5 jours de travail et 2 jours de repos, adaptez mes recommandations à vos besoins. Et surtout, écoutez ce que vous dit votre corps.

SEMAINE

Routine hebdomadaire REMISE EN FORME

Matin

Au réveil : Réveil musculaire tai chi (cf. page 212)

Routine détox esprit : Faire son lit (cf. page 30)

Routine détox esprit : Choisir une intention pour votre journée (cf. page 105)

Recette détox corps : Porridge au gingembre et à la cannelle (cf. page 169)

Après-midi

Routine détox esprit : Inviter des collègues à déjeuner ! Déjeuner avec des tiers est meilleur pour votre bien-être que manger seul. Vous étendrez votre zone de confort et cela vous incitera probablement à un peu mieux connaître vos collègues.

Routine détox esprit : Nettoyage de son espace de travail : prenez quelques instants pour désencombrer votre espace de travail.

Soir

Recette détox corps : Riz et légumes masala (cf. page 180) : cuisinez entre amis ou en famille.

Routine détox esprit : Journal de réflexions (cf. page 65)

Routine avant de se mettre au lit : Respiration abdominale (cf. page 39)

Routine hebdomadaire RÉCUPÉRATION

Matin

Au réveil : Méditation pour un équilibre harmonieux entre vie professionnelle et vie privée (cf. page 46)

Routine détox esprit : Faire son lit (cf. page 30)

Recette détox corps : Latte au curcuma (cf. page 160) ou thé glacé à la menthe laissé infusé au soleil (cf. page 163), selon la saison

Après-midi

Routine détox esprit : Promenade de l'après-midi et période d'introspection (cf. page 45)

Routine détox corps : Pause toilette pour booster son moral (cf. page 227)

Soir

Routine détox esprit : Séquence yoga de récupération (cf. page 242)

Routine avant de se mettre au lit : Respiration abdominale (cf. page 39)

WEEK-END

Routine week-end REMISE EN FORME

Matin

Au réveil : Méditation pour un espace bien-être (cf. page 29)

Routine détox corps : Séquence yoga remise en forme (cf. page 237)

Routine détox esprit : Faire son lit (cf. page 30)

Routine détox esprit : Nettoyage penderie (cf. page 28)

Après-midi

Recette détox corps : Soupe de légumes pour apaiser le vata (page 173)

Routine détox esprit : Nettoyage en profondeur du garde-manger (cf. page 31)

Routine détox corps : Manger des produits de saison (cf. page 155)

Routine détox corps : Soulever les courses (cf. page 217)

Soir

Routine détox esprit : Journal de réflexions (cf. page 65)

Routine avant de se mettre au lit : Routine de méditation « se laisser transporter » (cf. page 68)

Routine week-end RÉCUPéRATION

Matin

Au réveil : Yoga du matin et méditation (cf. page 44)

Routine détox esprit : Faire son lit (cf. page 30)

Routine détox esprit : Nettoyage avec les enfants (cf. page 25)

Après-midi

Routine détox esprit : Du temps seul (cf. page 64)

Routine détox esprit : Journal de réflexions (cf. page 65)

Soir

Recette détox corps : Soupe de légumes pour apaiser le vata (cf. page 173)

Routine détox esprit : Transformer sa salle de bain en spa et lecture ludique (cf. pages 100 et 103)

Routine avant de se mettre au lit : Routine de méditation « se laisser transporter » (cf. page 68)

MERCI D'AVOIR FAIT ce voyage en ma compagnie. J'espère que vous avez déjà adopté ces nouvelles habitudes saines et qu'elles se traduiront par une cascade de bienfaits dans votre vie. L'objectif n'est pas la perfection ni de devenir un expert dans ces disciplines ancestrales. L'objectif est de rester un parfait débutant, de peaufiner constamment, de s'adapter et d'utiliser ces pratiques ancestrales mises au goût du jour pour vivre du mieux possible. La puissance de cette sagesse ancestrale est déjà en vous ; elle attend juste d'être activée.

Le secret réside dans la pratique quotidienne. Ce n'est pas facile mais c'est simple. Évitez les sorties de route. Lorsque vous vous égarez, reprenez une seule habitude, tous les jours, jusqu'à ce que vous retrouviez votre rythme.

Remerciements

Merci, Linda Loewenthal, pour ton mentorat, tes encouragements, ta patience et pour défendre mes intérêts. Jessica Sindler, merci pour l'opportunité, ta vision et ta confiance. À tous ceux qui ont accepté de répondre à mes questions pour ce livre, Courtney Nichols Gould, Shelah Bergbower, Mallika Chopra, le rabbin Jonathan Blake, Jasmine Hemsley, le docteur Robin Berzin, Joe Dowdell et Mike Taylor, merci d'avoir partagé vos si précieux conseils avec mes lecteurs et pour votre soutien pendant mon propre voyage. Merci à toute l'équipe à Dey Street et notamment à Kendra Newton, Anna Brill, Alivia Lopez et Sharyn Rosenblum.

Sam Berlind, merci d'être une encyclopédie humaine des arts d'Asie orientale et de me donner l'impression que je peux tout réussir. Merci Mike (tu as droit à deux remerciements) pour les longs petits déjeuners et les longues balades à vélo avec Daisy et d'avoir passé beaucoup de temps avec elle pour me laisser le temps d'écrire, de réfléchir et de mener à bien ce projet. Merci également de m'avoir appris quelques-unes de ces techniques de ninja, je sais que tu n'aimes pas quand je les appelle comme ça. *Détox corps et esprit*, comme tous les projets, est un travail collectif et c'est un honneur pour moi de faire partie de cette équipe.

Impression et brochage sepec - France
Numéro d'impression : 19387210508 - Dépôt légal : juin 2021

IMPRIM'VERT®

PEFC 10-31-1470 / Certifié PEFC / Ce produit est issu de forêts gérées durablement et de sources contrôlées. / pefc-france.org

Quelques mots sur l'auteur

TARA STILES est une experte en bien-être qui compte plusieurs bestsellers à son actif. Elle a créé le strala yoga, une variante qui associe yoga, tai chi et médecines traditionnelles chinoise et japonaise pour aider ses pratiquants à se libérer du stress, à accéder au bien-être, à se débarrasser de leurs mauvaises habitudes et à être mieux armés pour affronter les défis de tous les jours. Plusieurs de ses bestsellers, *Strala Yoga*, *Make Your Own Rules Diet*, *Le yoga qui soigne* et *Yoga : Mince, Calme, Sexy*, ont été traduits dans plusieurs langues. Le *New York Times*, *Vogue*, *Elle*, *Harper's Bazaar*, *InStyle*, *Esquire* et *Shape* lui ont consacré de nombreux articles et son travail a été utilisé dans une étude de cas par l'université d'Harvard. Elle est aussi une conférencière très demandée dans les domaines de l'entreprenariat, de la santé et du bien-être et elle a notamment donné des conférences dans les universités d'Harvard et de New York. Tara est très impliquée dans Alliance for a Healthier Generation, un organisme fondé par l'American Heart Association et la Fondation Clinton, qui lutte contre l'obésité enfantine. Elle travaille sur un projet pour permettre de donner des cours de strala dans plus de 30 000 écoles dans tous les États-Unis. Tara soutient également le programme BOKS (Build Our Kids' Success), qui donne des cours de strala et fournit des ressources sur le bien-être au personnel enseignant dans toute l'Amérique du Nord. Elle vit à New York avec son mari, Mike Taylor, et leur fille, Daisy.

Également chez Talent Éditions

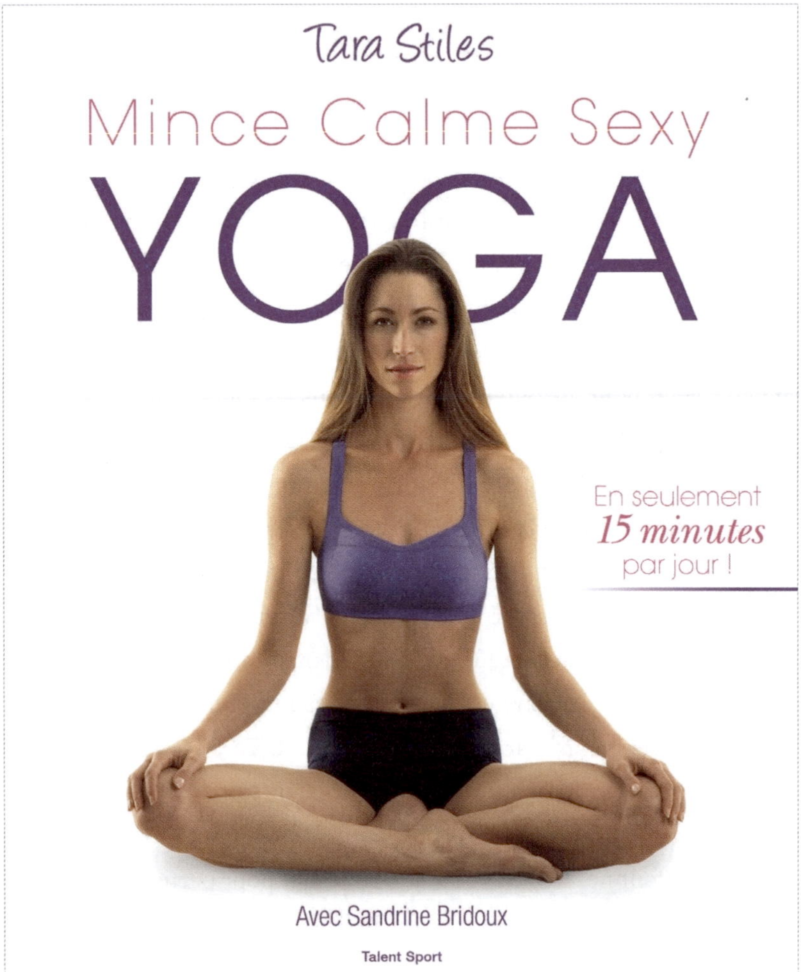